音叉セラピーの世界へようこそ

音叉・振動・エネルギーの癒しに興味を持ったら最初に読む本

一般社団法人 日本音叉療法協会

ブックコム

はじめに

音叉を鳴らして、静かで美しく心地良い響きを一人楽しむ・・・とても素敵なリラックスする時間です。でも、個人的な楽しみではなく、音叉の振動を使って他の人の癒しに役立ちたい、サポートしたいと願っている方も多いのではないでしょうか？

他の音響療法の道具と違い、「目的別」に周波数を選んで使うことで、より具体的なアプローチを可能にするのが音叉セラピーの面白いところです。

実際、音叉セラピーは、身体的にも

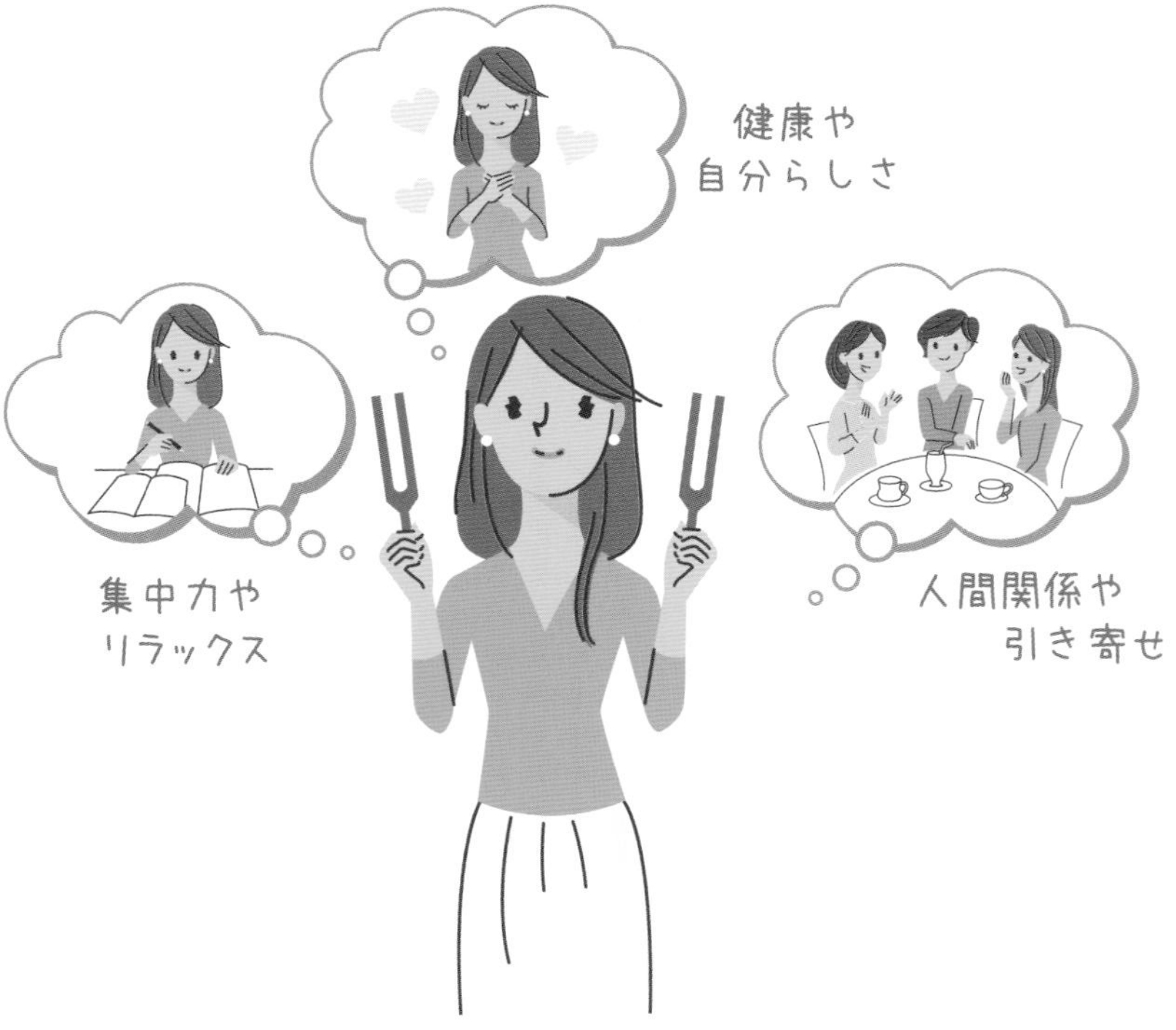

メンタル的にも深い効果が期待でき、さらに本人の波動が調《ととの》うことにより、予想外の面白いことが引き寄せられたりします。現実化が早くなったり、加速したりという声も沢山聞きます。その具体例は、「第2章　音叉セラピー体験談」でご紹介しております。

音叉セラピーには、注意する点もあります。

「他者に施術する」ということは多大な責任のある行為です。非常に影響力のある音叉セラピーなら、なおさらです。

自分の行為がどのように相手に影響を与えるのか、十分に理解した上で施術する必要があります。日本では各種のセラピスト資格が野放し状態ですが、やはり正しい知識と技術の研鑽は必須です。

音は人間に（もちろんそれ以外にも）、非常に大きな影響を与えます。それはあなたの想像をはるかに超えるレベルです。まず、ここを十分に理解しましょう。

そして病気になってから病院に駆け込むのではなく、病気にならない身体を作るのもとても重要なことです。そのためには、普段からのセルフケアが大切。音叉はセルフケアにもぴったりです。しかも、アロマやレメディーなどと違って消耗品ではありません。一度入手すれば、ほぼ一生使えますから、コストパフォーマンスにも優れています。携帯もしやすく、浄化などの面倒な手間もありません。とても手軽で便利なツールなのです。

人生100年時代と言われる現代。でも、寝たきりだったり、病気で苦しんでいては辛いもの。大切なのは健康で幸福であること。ご自身もご家族も周りの方も、自然治癒力を高め、元気で幸せに人生を楽しんでいくことができたら・・・。その思いを実現するためにも、当書籍を通して、音叉セラピーの奥深さや面白さ、そして楽しさを実感していただければと思います。

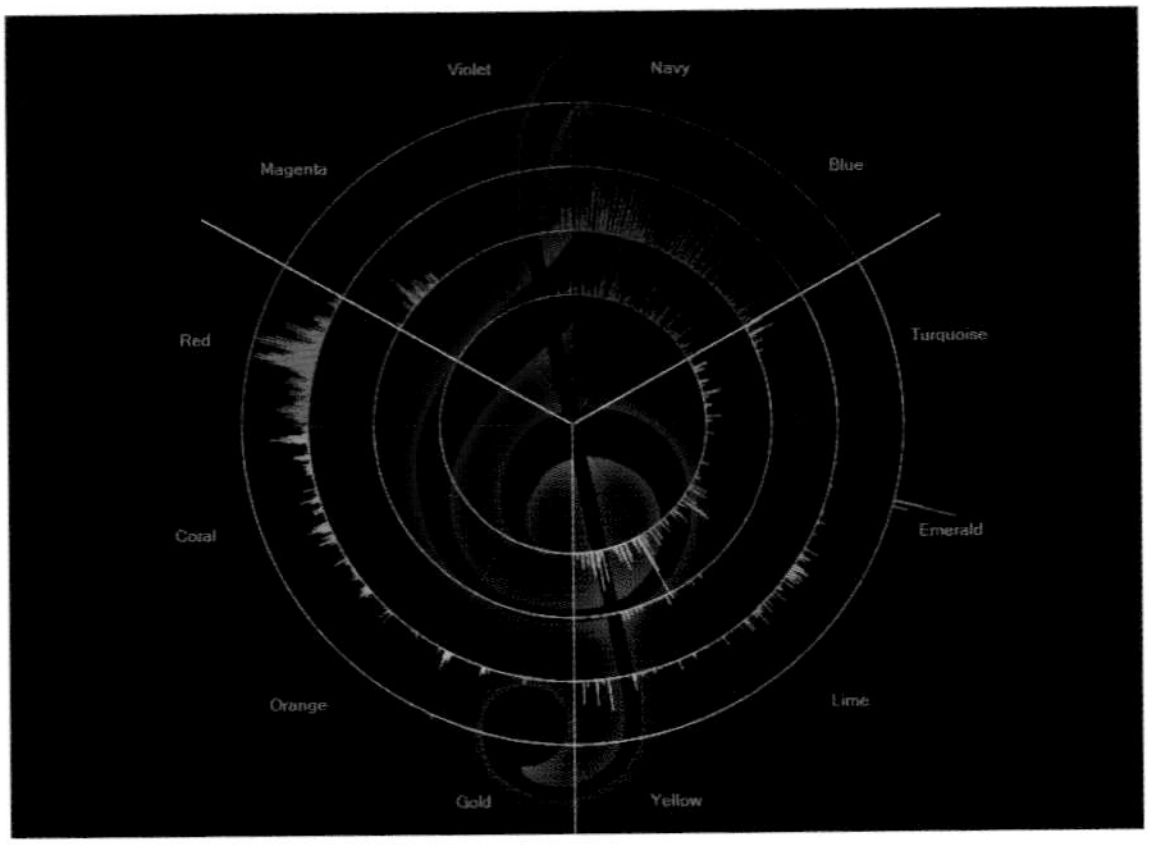

ヴォイス・スキャン®での音声測定結果
アンチエイジング音叉セラピー　講座前

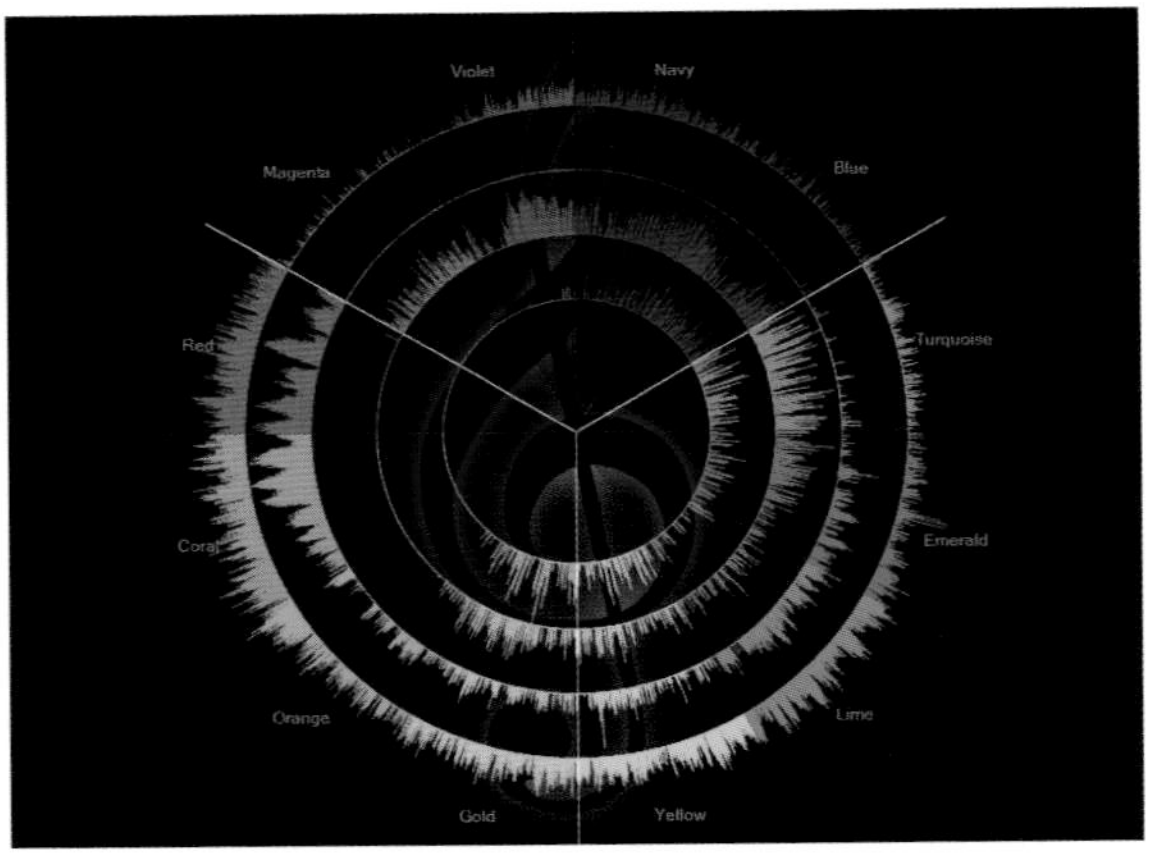

ヴォイス・スキャン®での音声測定結果
アンチエイジング音叉セラピー　講座後

（写真提供：Rocoさん）

◆この本の目的

この本は、全く音叉セラピーを知らない人に基本的な知識をお伝えするためのものです。お料理で言えば、メニューを決めて、材料をそろえて、下ごしらえするまでだとお考えください。実際の施術テクニックは音叉セラピー講座やスクール等がありますので、そちらに譲ります。もちろん、既習者も施術を向上させる基礎理論として復習にお役立ていただければと思います。

◆米国音叉療法チューニングフォークセラピー®TFTと一般社団法人日本音叉療法協会の違い

当初、米国のチューニングフォークセラピー®（Tuning Fork Therapy 以下略してTFTと表記します。）日本事務局として音叉セラピーの講座を開催しておりましたが、それにとらわれず、幅広いジャンルで音叉セラピーの可能性を追求し、普及するために、「一般社団法人日本音叉療法協会」を設立しました。ですので、姉妹校と考えていただければと思います。この本には両方の経験と蓄積が載っています。違いの詳細は巻末にあります。

目次

第２章　音叉セラピー体験談

第5章 音叉セラピー［理論編］

第6章　音叉セラピー［実践編］

イラスト：さおりさん

第1章

音叉セラピーとは?

注目される、〃音の癒し〃

古来より、人間は音と非常に深い関係があります。そもそも、英語で「人間」を意味する〃person〃という言葉は、ラテン語の〃per sonare〃（音を通して）に由来すると考えられています。（注1）『新約聖書』の中の「ヨハネによる福音書」の冒頭の記述「はじめに言葉ありき」は、言葉＝音の持つパワーを絶妙に表現しています。

私たち人間は、その音の持つパワーをさまざまな形で取り入れてきました。リズム、メロディー、振動、そして、言葉・・・。宗教儀式には鳴り物は欠かせません。キリスト教の聖歌、仏教の声明《しょうみょう》やお経、神道の雅楽など、聞くだけで意識が変わる音が沢山あります。

近年、〃音の癒し〃が注目されています。人間には五感がありますが、音の振動は聴覚だけでなく振動感

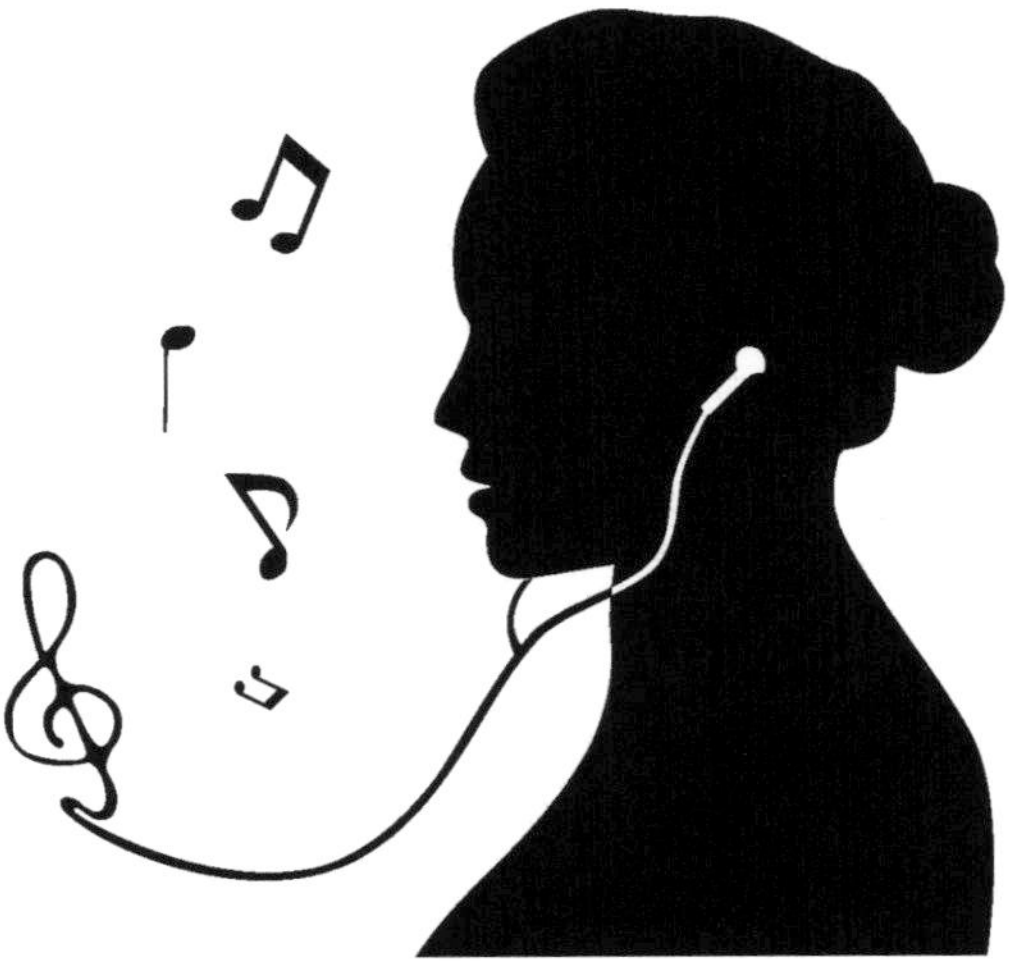

覚として全身に作用します。量子物理学で言えば、全てはエネルギーでできており、音の振動もエネルギーですから大きなパワーを持っていることになります。

この振動を医学に利用しようとする動きは海外で非常に盛んで、振動医学・波動医学とも呼ばれています。日本ではまだ導入が遅れていますが、すでに１９９０年代に、アメリカのコーネル大学付属病院腫瘍科では、音の癒しを実際に治療の一環として取り入れていました。（注2）身体的にも精神的にも効果をもたらす振動の影響は、今後ますます研究が進み実証されていくでしょう。

「音楽療法」と「音響療法」の違い

音楽と音響。日本語では両方とも「音」という文字がつくので非常に混同しやすいため、ここで明確にしておきましょう。

「音」をセラピーとして使う場合、次の３つの方法があります。

①音楽など、聴いてリラックスするもの。
②音楽に合わせて、何か行動をするもの。
③音の振動を有効利用するもの。

①は普段から活用している人が多いでしょう。癒しのCDも沢山発売されていますし、快い音楽が心を安定させ豊かな気持ちにしてくれる・・・モーツァルト効果、揺らぎや1／f等の用語もあります。

落ち込んだりつらい時、ヒーリングミュージックに限らず、自分の好きな歌や曲で癒されたり、励まされた経験は誰にでもあるのではないでしょうか。

②は音楽療法（ミュージックセラピー）が主となります。音楽療法士は日本では音大出身者の民間資格で、音楽のプロがリズムやメロディーを使ってセラピーを行います。セラピーのジャンル別では認知行動療法に該当します。

リズムに合わせる、周りに合わせる、という行為は非常に高度な感覚性運動性能力が要求されます。みんなで1つの曲に関わることで、協調性や社会性、さらにはコミュニケーション能力も磨かれ、社会生活技能が向上します。認知症対策に音楽療法が効果的だという医学論文も複数あります。

③は音響療法（サウンドセラピー）です。振動医学・波動医学の分野で、ここでは音をメロディーではなく〝振動〟としてとらえます。本来、音は音波で振動ですから、聴覚と共に振動感覚を刺激します。つまり、耳で聞いている以上に、直接身体に影響を与えているのです。チベット密教では、シンギングボウル（金属の鉢）を鳴らし、その振動で精神的安定と身体の癒しを実現しようとしています。

音響療法ではこの「振動」が重要です。音叉セラピーはここに位置します。ですから音叉のセラピーは「音楽の癒し」ではなく「振動の癒し」であることが特徴です。大音量は必要ありません。きちんと伸びやかに振動を発生・維持して使いこなすことが重要なのです。

セラピーのジャンル別では、エネルギー療法になります。WHO（世界保健機関）でも治療のジャンルとして「エネルギー療法」を認めています。音波＝エネルギーですから、それを活用する療法です。「全てのものがエネルギーで出来ている」としたら、「エネルギーを使ってエネルギーを整える」のは非常に合理的なことです。音叉は身体に優しく効果が期待できる、まさにホリスティックなセラピーなのです。

奇跡で成り立っている、私たち「人間」

私たちの身体は60兆もの細胞が集まって成り立っており、その細胞の1つ1つがコミュニケーションをとりながら生命を維持しています。細胞はお互いの役割を補完しあいながら身体を構築し、恒常性を維持し、全身を機能させています。

想像してみて下さい。日本の総人口が1億3000万人だとすると、その全員がコミュニケーションをとるのは非常に困難です。その数十倍の情報伝達が、人間の身体の中でさりげなく、毎日実行されています。これは奇跡に近いことです。その上で成り立っているのが「生命」。つまり、「あなた」なのです。

美しいハーモニーでバランスを整える

細胞、細胞が集まった臓器、臓器が集まった身体・・・そして、より高い周波数を持つエネルギーフィールドなど、全て固有の周波数があります。

複数の周波数が奏でる絶妙なハーモニー、奇跡のシンフォニーが私たち〝生命体〟です。ちょうど、ロシアのマトリョーシカのように、幾重にも重なったミルフィーユのように・・・。このバランスが崩れた不協和音がすなわち病気や不調なのです。

例えば、オーケストラの第1バイオリン奏者が変な音を立てていたら、今の西洋医学の考え方では、無理やり眠らせるか、あるいは排除するというのが治療の方向性です。そうなるとオーケストラ自体にも負担がかかります。でも、よく考えれば、そのバイオリンを正しく美しい音色に調律し、整えれば良いだけではないでしょうか？　音波は共鳴させます。ですから人体の波長も変わります！

ぜひ、美しいハーモニーになるよう共鳴させ、バランスを整えましょう。

音響療法の中での音叉の独自性

音響療法では、通常複数のツールを使います。クリスタルボウル、シンギングボウル、ドラ、コング、チャイム、音叉等々です。

音叉セラピーの奥の深さ、面白さを、ぜひあなたも実感していただければと思います。

(注1) ディートリッヒ・ギュンベル著「コスモセラピー」岩間智子監修　大塚仁子訳　フレグランスジャーナル社　２００５

(注2) ミッチェル・ゲイナー著「音は何故癒すのか」

(注3) Fabian Maman The Role of Music in the Twenty-first Century Tama Do Press 1997

(注4) Jill Mattson Ancient Sounds Modern Healing 2008

(注5) John Beaulieu 人間チューニング 柏岡誠治訳　バイオソニックエンタープライズ出版　２０１０

(注6) これは音叉のような物理的振動ではなく筋肉への電気刺激ですが、京都大学大学院人間・環境学研究科応用生理学研究室　森谷 敏夫教授らが複数の論文を出しています。主にスポーツの機能向上や生活習慣病予防のための研究です。

(注7) 東京大学大学院医学系研究科健康科学看護学専攻では振動による皮膚血流促進効果を研究しており、褥瘡(床ずれ)予防のためのベッドの開発もしています。
http://www.rounenkango.m.u-tokyo.ac.jp/research/researchrelawave.html

(注8) Thomas Künne/ Patricia Nischwitz Die Kosmische Hausapotheke Für Alltagsbeschwerden Von A bis Z mankau 2011

音叉コラム①

セロ弾きのゴーシュはセラピスト？

宮沢賢治の童話「セロ弾きのゴーシュ」をご存知でしょうか？

このお話の中に、チエロ（セロはチエロのことです）の振動で病気が治る描写があります。

楽団のみんなに下手だと罵倒されたゴーシュは、毎晩一生懸命練習しますが、そこにいろいろな動物が訪ねてきます。ある晩、野ねずみの親子がやって来ました。


（中略）・・・ゴーシュはびっくりして叫びました。

「何だと、僕がセロを弾けばみみずくや兎の病気が治ると。どういうわけだ。それは。」

野ねずみは眼を片手でこすりこすり云いました。

「はい、ここらのものは病気になるとみんな先生のお家の床下に入って治すのでございます。」

「すると治るのか。」

「はい。からだ中とても血のまわりが良くなって大変良い気持ちですぐ治る方もあれば、家へ帰ってから治る方もあります。」

「ああそうか。俺のセロの音がごうごう響くと、それがあんまの代りになってお前達の病気が治るというのか。よし。わかったよ。やってやろう。」

（宮沢賢治「セロ弾きのゴーシュ」より引用）

・・・そして、すっかり体調が良くなった子ねずみは、お母さんねずみと一緒に帰っていきます。パンをお土産にもらって喜びながら。

チェロの４つの弦の基本的周波数６５・７Ｈｚ、９８・４Ｈｚ、１４７・５Ｈｚ、２２１・０Ｈｚといわれています。いずれも低めで、身体に非常に良く響く範囲の周波数であり、倍音などを考えるとさらに幅広い範囲での音域が生まれます。

弦楽器でも、バイオリンやビオラなど他の楽器ではなく、宮沢賢治があえてチェロ

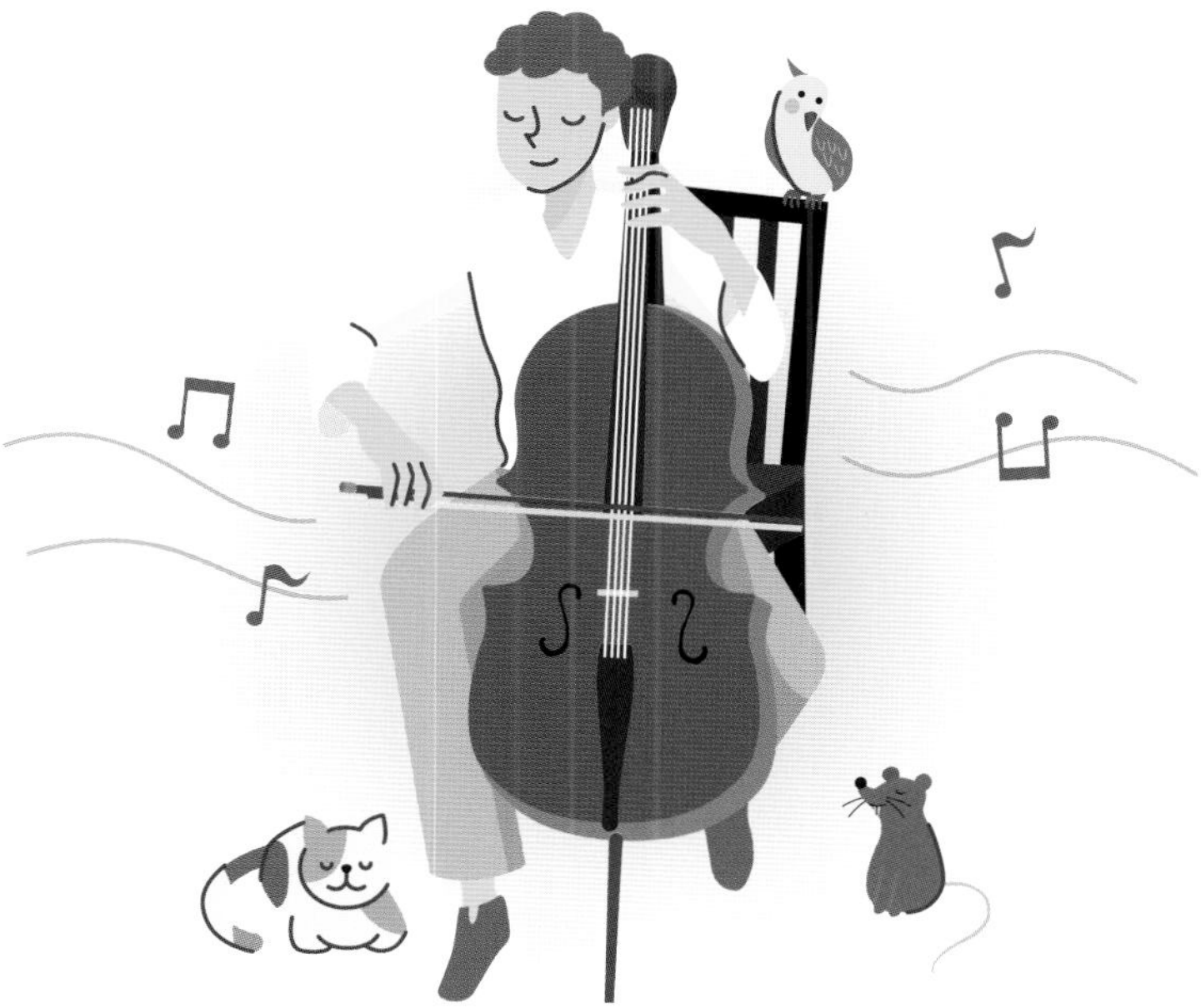

を題材にしたのは、振動医学的に考えると非常に理にかなっていると言えます。チェロやコントラバスは楽器の一部を床につけて使うので、床全体に共鳴が広がります。しかも、文章にもあるように、床の下に治してもらいにくるのですから、身体に直接触れてはいません。でも、振動が血流を良くして代謝を改善し、さらに、自然治癒力も改善して、病気が治るということでしょう。大変良い気持ちになるという描写も重要です。音叉セラピーもサウンドセラピーも、心と体両方がリラックスして心地良い癒しがもたらされます。治る時間が人によって違いがある点も、エネルギー的な療法にしばしば見られる現象です。ゴーシュは自分では知らないうちに、振動を使ったセラピストの役もしていたのです。

童話の中に、さりげなく、サウンドセラピーや波動医学の本質を恐ろしいほど鋭く描き込んでいる・・・宮沢賢治の卓越した能力に驚くばかりです。

この童話の中でもう一つ重要なのが、「振動が癒しだと知っている」のが、人間ではなく、森の動物達であるという点にも深い含蓄を感じます。

現代では、何かあればすぐ薬を飲みますが、もっと広い目で見ると、自然の中では振動自体が癒しなのだというメッセージのような気がします。

もしかしたら宮沢賢治は、直感的に振動の癒しのパワーを知っていたのかもしれませんね。そんな気持ちで、改めて「セロ弾きのゴーシュ」を読み返してはいかがでしょうか。

第２章

音叉セラピー体験談

［身体的症状の改善事例］

さまざまな症状を緩和・解消してくれた音叉セラピー

東昌江さん（北海道札幌市　教員）
TFTレベル1&2認定プラクティショナー、日本音叉療法協会認定ホーム音叉基礎・上級トレーナー

父の白内障と緑内障が消えた

父（当時75歳）は、片目の白内障の手術から10年が経っていました。しばらくすると、別の目も白内障の症状が少し出始め、医師から「また手術だね」と言われていました。その頃、私は「ホーム音叉講座」を受講していましたので、「目の前で音叉をかけたらいいよ」と伝えました。

父は「音叉をかけたら目がスッキリする」と言って、テレビを見ながらやっていました。しばらくすると、白内障特有の目の曇りがスーッと消えて、はっきり見えるようになり驚いたそうです。「2～3日忘れてやらないと、また曇りが現れて来るけれど、音叉をかけると消える」とも言っていました。そ

のせいか、白内障の手術は5年先に伸ばすことができました。その手術も、先生からは「やらなくても良いけど、体力のあるうちにやっておきしょう」ということで決断しました。

父はその頃、「白内障に加え、緑内障の症状が出てきた」とも言われました。実際に写真も見せてもらい確認もしていました。しかし、音叉をかけていたおかげか、3ヶ月後に受診すると、緑内障が綺麗に消えていました。医師は驚いて「何かやりましたか?」と、父に尋ねたそうです。緑内障が消えるなんてありえないとびっくりしたからです。父が音叉の話をすると、医師は「聞いたことはあるけど、よく分からない」と答えたそうです。

5年経った現在、緑内障は現れることもなく、綺麗に消えてなくなったようです。

娘と私の打撲を和らげる

娘（当時11歳）は、新体操を習っていました。毎日の厳し

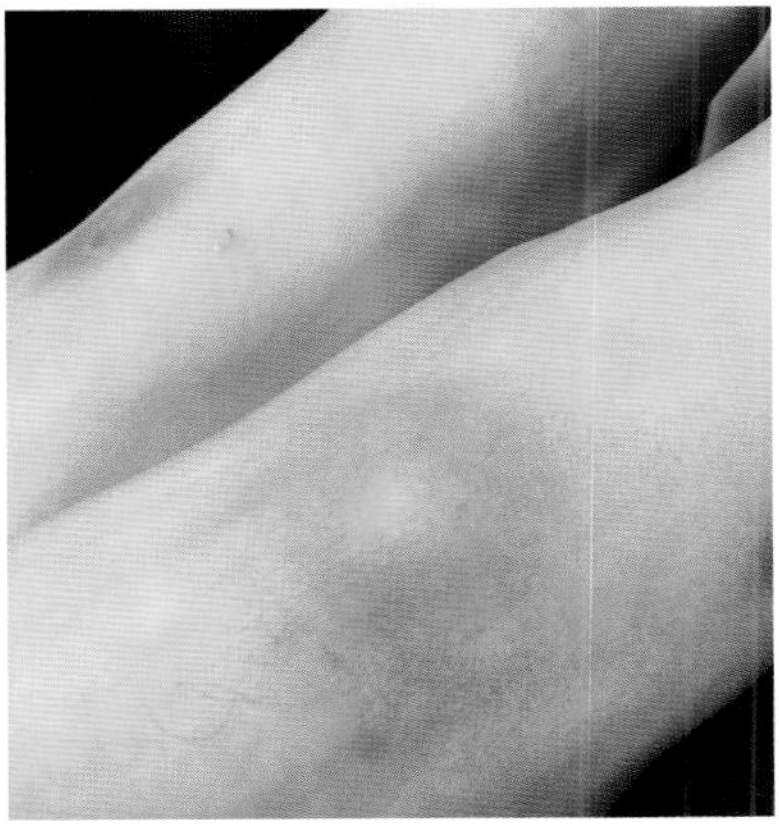

こんなに腫れていたのが

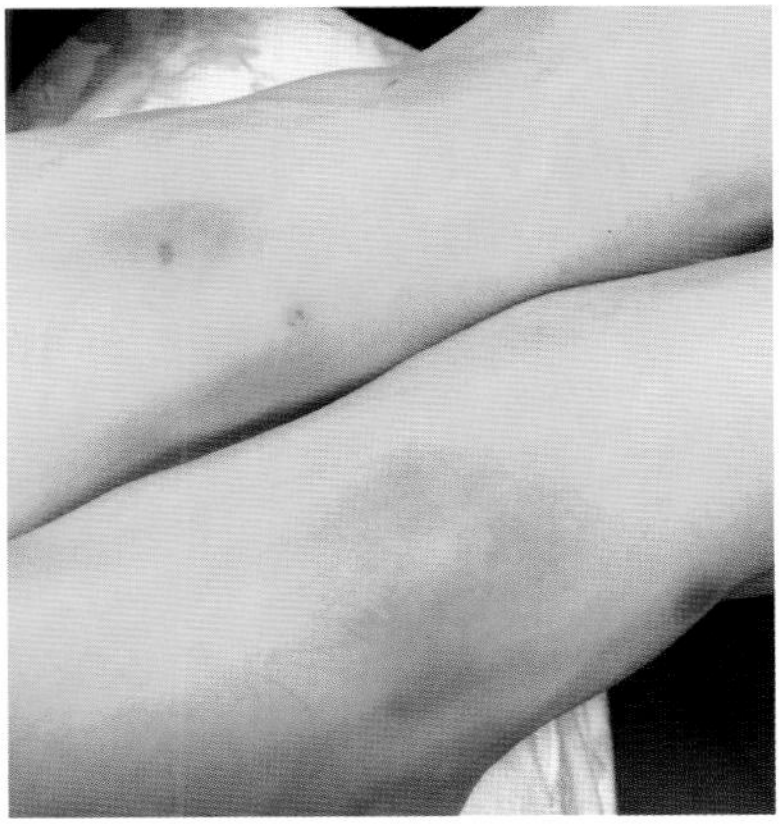

すぐにこんなに腫れがひきました

い練習で足にはたくさんの打撲の痕がありました。あるとき練習から帰ってきて、両足の甲が打撲で真っ赤になっていました。「痛い！」と言うので、音叉を当ててみました。振動で「少しピリピリする」と言いましたが、しばらく当てたりかざしたりしていると、どんどん赤みが薄くなっていきました。その後は痛みも和らぎ、青くなることもなく治りました。

また、あるとき私はドアに手首を強打したことがあり、すぐに音叉をかけると青くなることなく、少し赤くなるだけで痛みも和らぎ治ったことがあります。それ以来、〝打撲したら音叉をする〟という習慣が身につきました。

私の長年の辛い花粉症に

私は、小学校4年生くらいから花粉症を発症し、ずっと薬のお世話になっていました。特に目のかゆみが辛く、花粉の時期の2ヶ月間は憂鬱な日々を送っていました。

音叉に出会って初めての花粉の時期のことです。いつものように目がかゆくなり、鼻づまりも始まりました。そこで、試しに128音叉を目の前でかざすと、かゆみも鼻づまりも治まってきました。音叉をかざすと鼻もスーッと通り、耳がパカッと開き正常に戻りました。それ以来、薬のお世話にならなくなりました。音叉をするようになって5年目の今年は、花粉症の症状は一度も出ませんでした。こんなストレスのない花粉の時期を過ごすことができて嬉しくなりました。

叔母の足つりを解消

私の叔母は、高校生のころからたくさん歩いた日には、夜中に必ず叫びたくなるくらい痛みを伴うような足つりが起こる人でした。そんな日は、夜寝る前に「あの痛みが来るな」と覚悟をして布団に入るくらいの人でした。そのような叔母ですが、音叉をしてから寝ると全く足がつらなくなりました。叔母は嬉しさのあまり音叉を抱きしめたそうです。旅行に行くときにも必ず持参、安心して旅行を楽しめるととても喜んでいます。

［コメント］

東さんはいつも音叉を持ち歩き、まずはご家族のためにフルに活用し、びっくりするような嬉しい沢山のご報告をお寄せくださいます。セルフケアに音叉を活用する模範のような方で、ご家族以外にも、多くの生徒さんに音叉でサポートし、癒しを届けてくださる優しい先生です。

■音叉セラピーで、アトピー性皮膚炎が鎮静

佐久間理江さん（福島県福島市　教員）
TFTレベル1認定プラクティショナー

ステロイド軟こうも効かず、脱ステロイドを決意

私は小さい頃からアトピー性皮膚炎があり、皮膚科に通院していました。私が小学・中学の頃の30年前、治療はステロイド軟こうが使われるのが当たり前だった時代でした。

私の肌荒れは、ひざ・ひじの裏と顔が主でした。大学2年の頃、薬が効かず肌荒れがひどくなりました。しかし、私が使っていた軟こうは一番強いステロイド軟こうで、それ以上の治療をすることができなくなりました。健康食品や民間療法を試したり、勉強会などにも行きました。そこで、「薬を使っても良くならないなら、薬を使うのをやめよう」と脱ステロイドを決意しました。顔中がただれ、口や目を開けるのも困難で、かゆみと痛みで毎日気が狂いそうでした。かゆみには耐えられず、かきむしって血だらけでした。

ステロイドを使おうと心が折れそうになった時、アトピー性皮膚炎で泣きやまない赤ちゃんを、見るに見かねて殺害してしまった母親のニュースを見ました。「自分が苦しいのは我慢ができる。でも、子どもがこのような痛みとかゆみで苦しんでいる姿を見るのは、このニュースの母親同様、私には耐えられない。将来の子どものために、薬は使わない」と決めました。

血だらけになるようなただれは、2年ほどでずいぶん落ち着きました。ただ、働き始めて1年目の22歳の時、ステロイドの影響で網膜剥離になり手術しました。網膜剥離は完治しましたが、手術の後遺症で緑内障になり、徐々に視力が落ち、現在は視覚障害者です。25歳の時に結婚し、その後3人の子どもが生まれました。おかげさまで、年に2、3回程度しか病院にお世話にならない健康な子どもたちです。

「黄金のフェイシャル音叉マッサージ®」を体験

顔の表面に常にかさつきがあったり、赤みがあったりし、一般的には「ひどいアトピー」の状態がつい2年ほど前まで続いていました。しかし、脱ステロイド後の2年間があまりにもひどかったので、自分ではいいほうだとずっと思っていました。

いろいろな癒しイベントに参加する中で「米国音叉療法チューニングフォークセラピー®」に出会い、

受講しました。その後、２０１７年に仙台で行われた練習会で、山本真澄先生の「黄金のフェイシャル音叉マッサージ®」を体験しました。すぐに、実感したのは、音叉を当てたところのかゆみが落ち着いたことでした。終わった後は、顔の赤みも落ち着き、ごわごわした肌が柔らかくなっていて、先生も、受講者も感動していました。

その後、「黄金のフェイシャル音叉マッサージ®」を受講し、夜寝る前に「黄金のフェイシャル音叉マッサージ®」をするようにしました。するとかゆみがおさまり、気持ち良く、一通りすべての部位をやる前に寝てしまうことも多かったです。

なぜかその頃から、自分の生活も非常に変わっていきました。仕事では中堅として多くの仕事を任されるようになり、21時近くまでの残業も多くなりました。以前の私であれば、体が疲弊しアトピーが悪化したり、緑内障の眼圧が上がったりしていたと思います。しかし、多少はひどくなることがありましたが、それが長期間続くことはありませんでした。さらに、これまで週末は寝てばかりだったのが、東京に研修に出かけさまざまな人と出会ったり、自分のしたいことができるようになってきたのです。

その頃を振り返ると、とてもいい友人ができたことも印象に残っています。とても年齢が離れているけれど、一緒に遊んだり、対等に話ができる友人です。仕事が大変でも体調を崩しにくくなったり、たくさんの素敵な人と出会えたりと、「黄金のフェイシャル音叉マッサージ®」は、マッサージによる直接的なアプローチだけでなく、音叉セラピーの持つさまざまな調整をする部分にも働いたのではないかと考えています。

アトピーが悪化するも、薬と音叉療法で落ち着く

しかし、２０１８年3月末にぜんそくになってから、いっきにアトピーが悪化しました。５月からは不眠症になり、３時間ほどで起きてしまいます。睡眠不足からさらにアトピーが悪化し、悪循環に陥りました。しかし、20年前の脱ステロイドの恐怖があり、薬を使うことはできませんでした。ただ、８月半ばの長野の研修中、かゆみと痛みで研修を受けることが難しくなり、急遽近くの皮膚科を受診しました。そこでは、保湿のローション、ステロイド入りのクリームと抗ヒスタミン剤を処方されました。日常生活に支障をきたす状況であること、もう出産することがない状況から、まずはちゃんと眠ることができる皮膚の状態にしようと思い、薬を使いました。同時に「黄金のフェイシャル音叉マッサージ®」も行ったところ、２週間ほどでちゃんと眠ることができるほどまでに皮膚が落ち着きました。

今でも皮膚科でステロイド軟こうをもらってはいますが、本当にひどいときだけしか使わず、もらった薬が半年以上残っています。11月頃には一見アトピーが分からないくらいに肌荒れが落ち着きました。２０１９年の夏は、初めて「汗をかいてもかゆくない」ことを体験しました。

今の私があるのは、音叉セラピーのおかげ

また、肌荒れを隠すために、いつもハイネックや襟付きの服ばかりを着ていましたが、首や肩まわりのあいた服も着ることができるようになりました。１年前から始めたフラダンスの発表会が10月にありました。それまで、参加を悩んでいましたが、先生や他の生徒さんが私の目の見えにくさに合わせたフォーメーションにしてくださり、さらに、肌荒れが落ち着きデコルテの見えるドレスも着ることができそうなので参加することに決めました。

おかげさまで、今はかゆみで顔をかきむしったり、たたいたりすることがほとんどありません。家事をしている途中かゆくて手が止まり、２時間以上かかっていた家の中の掃除も休まずに30分で終わるようになりました。完全ではありませんが、かきむしったり乾燥したりしてできた額や首の深いしわもずいぶん薄くなりました。肌の赤みも減りました。かさつきもほぼなく、白い皮が服についたり、部屋の床に落ちたりする

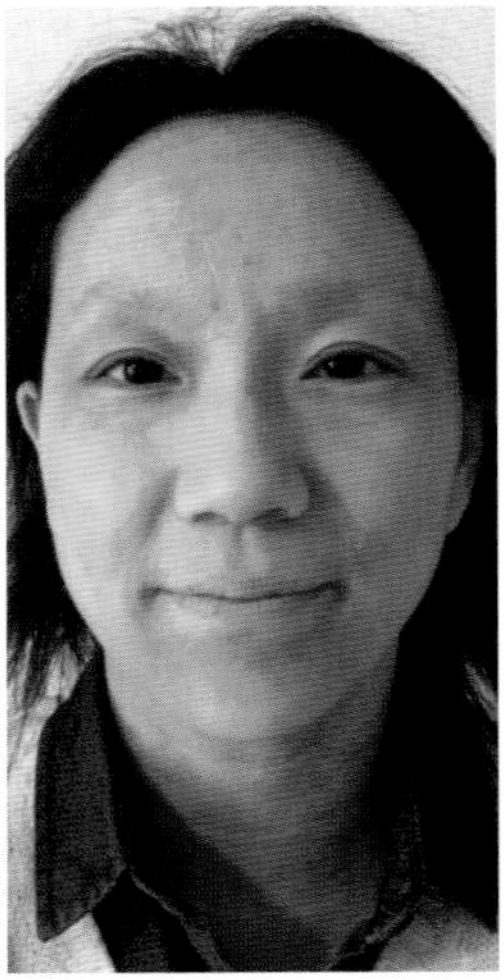

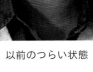

以前のつらい状態

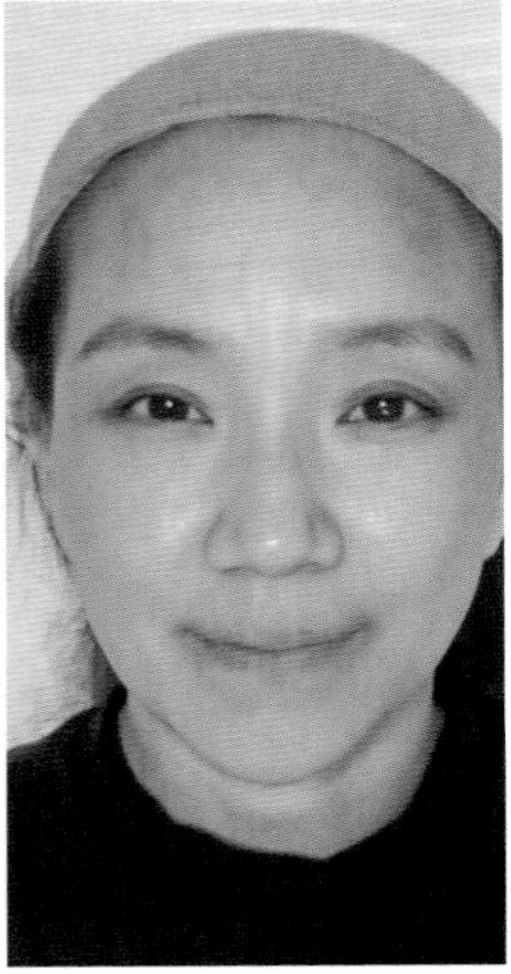

音叉セラピーを受けた直後

こともなくなりました。市販のシャンプーや洗剤、化粧品も使えるようになりました。

一朝一夕にはいかないとは思いますが、「黄金のフェイシャル音叉マッサージ®」で、少しでもかゆみが落ち着く、肌が柔らかくなれば、体も心も軽くなり、良い方向に向かうと思います。これまでを振り返ると、今の私がいることの一つに、「黄金のフェイシャル音叉マッサージ®」が大きく影響していたと思います。

【コメント】

ステロイドの副作用で視覚障害者になり、いつも白い杖を持っている佐久間さんですが、彼女の荒れてただれた肌がここまで変わるとは、正直私も驚きました。24金と音叉セラピーの組み合わせが相乗効果を生み出したのでしょう。後日、再会した時は、別人のように肌がスベスベになっていて、心から嬉しくなりました。本当に良かったですね。

■セルフ音叉セラピーでバネ指が驚きの即効回復

野崎晴恵さん（神奈川県三浦市　エステシャン）
日本音叉療法協会認定ホーム音叉基礎・上級トレーナー
サロン名：リラックスプチサロンＨＡＬ

17年間の酷使のせい？　右手の中指に違和感が

私が音叉と出会ったきっかけは、痛めてしまった中指のバネ指でした。17年間、エステシャンとして仕事をしてきて、リフレクソロジー、オイルトリートメント等、手を酷使してきたせいなのか、右手の中指に違和感が出るようになり・・・、やがて指の曲げ伸ばしの時に関節が引っかかり痛みが・・・。我慢をして過ごした結果、仕事どころか日常生活にも支障が出るようになってしまい病院へ行きました。診断は「バネ指」。私はてっきり、職業病なのかな・・・と思っていました。もちろん手の使いすぎも原因のひとつですが、更年期の女性が特に多く発症するとのこと。これを聞いてビックリしました。専業主婦でも誰がなってもおかしくない症状だったのです。

治療のひとつとしてステロイドの注射をしてもらうと、嘘のように痛みがなくなり、普通に生活ができるようになりました（注射は手のひらの真ん中あたりにするので、ものすごく痛いです）。でも、数ヶ月するとまた同じ痛みが・・・そして、またステロイドの注射。ただ、このステロイドの注射は何回も打つことはできないそうで、「今度、痛くなったら手術だね！」との説明がありました。予想通り数ヶ月後には元に戻り、痛みが出てきました。時間が経過するごとに痛みも強くなり、関節が動かなくなってしまいました。

手術しかないと諦めた時に出会った「音叉療法」

仕事も、施術できるメニューとできないメニューが出てきてしまい、「もう手術しかないか・・・」と諦めていたときに、たまたまネットで見つけたのが音叉療法でした。

この時、実を言うと自分のバネ指を治す目的ではなく、「音叉という道具を使って、私が施術するのに使えれば、痛い指に少しでも負担がかからなくて済むのかな？」との考えで、問い合わせをして体験をしてみることにしたのです。

体験当日、出迎えてくださった山本真澄先生は音叉というものをよく理解していない私に、丁寧に分かりやすく説明してくださり、その後でボディーとフェイシャルの音叉療法を施術していただきました。

この時は、身体が軽くなった感じと、顔のたるみと目がスッキリして視界が広くなり、とても感動したことを憶えています。この体験で俄然、音叉に興味がわき、音叉療法を習ってみたいと思うようになりました。山本真澄先生に今の自分の心境と指の状態を説明したところ、先生から「手術、もう少し待ってみて。そのバネ指たぶん良くなるよ」との言葉！　正直その時は、「そんなぁ～」「そんな簡単には良くならないでしょ～」っと心の中で思いながらも、それでも少しでも痛みが和らいでくれればありがたいし、仕事もしやすくなるよな～っと、それくらいの気持ちでした。

セルフケア講座の講習翌日に起こった「！」

最初に受けたのがセルフケア講座の「基礎講座」と「上級講座」でした。この講座は、自分で自分のケアができるようになる講座で、一日で学べる講習でした。講座中、ずっと右手で音叉を持ちながら、使い方などを学びました。

そして、講座を受けた次の日の朝、いつものようにコーヒーを飲んでいて、何の気なしにカップを持っている指を見たとき、

ん？　ん・・・ん・・・？　　　ええ？？

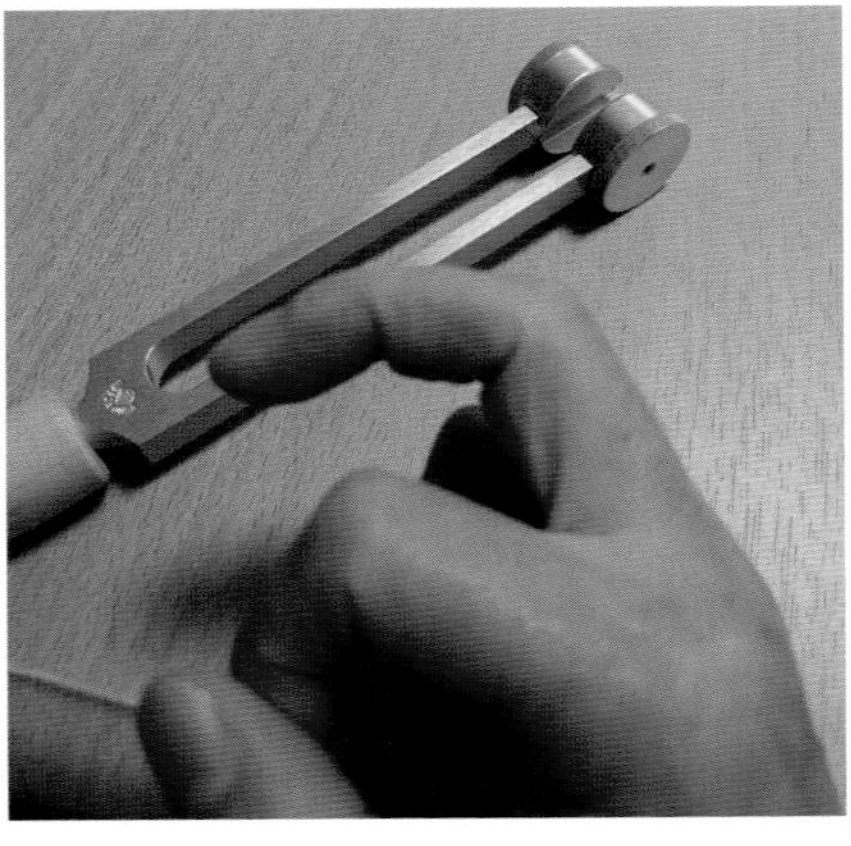

講座後、少し曲がるのでびっくり！

右手の中指の第一関節が少し曲がっているのです！

今まで痛くて、全く曲がらなかった中指が・・・!!

もうビックリしました。曲がり方は本当に少しですが、それでも痛みがないのです。

いつもなら、少しでも何かのひょうしに曲がってしまうと、ものすごく痛かったのに。


いつもと何か違うことをしたかな？

何をどう考えても、前の日の音叉の講習しか考えられませんでした。「そんなに即効性があるなんて！」と、自分が一番信じられない気持ちでしたが、講習時5～6時間、ず～っと音叉を右手で持っていたことが特に良かったのだと思いました。

それから毎日10～20分音叉を使っていたところ、3日後には曲げ伸ばし、グーパーができるようになりました。この時はまだ引っかかる感じはありましたが、全く痛みがないことが私にとっては一番の感動でした。

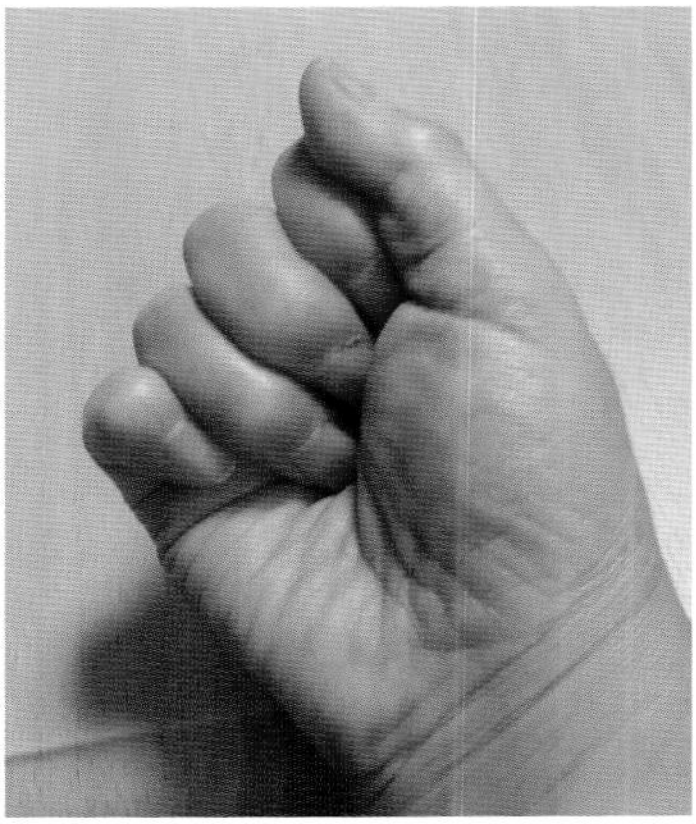
グーが出来るなんて！

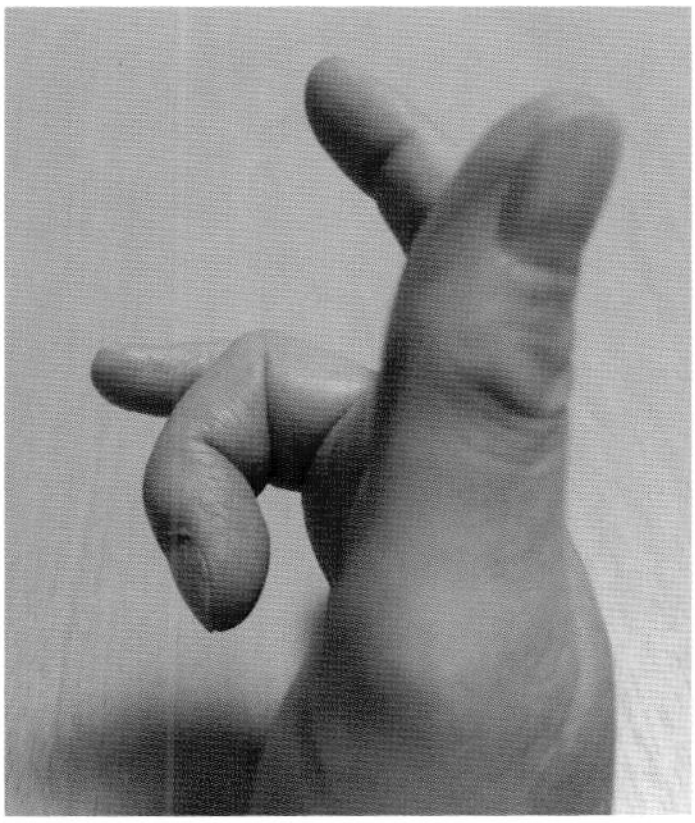
曲げても痛くない！

そして、今1ヶ月がたとうとしていますが、より指の曲げ伸ばしはスムーズになり、ほとんど関節の引っかかる感じも気にならないほどになっています。1年前には想像もできませんでした。手術しないでこんなに良くなることなんて・・・。

今は音叉療法の素晴らしさを伝える側に

こんなに素晴らしい音叉療法をもっとたくさんの方に知ってもらいたい。そして・・・もっともっとたくさんの方に使ってもらいたい。心の底からそう思った私は、ホーム音叉基礎講座のトレーナーになり、まずサロンに来てくださっているお客様たちに音叉を触ってもらいました。

皆さん声をそろえておっしゃる第一声は、「この振動気持ちいい〜」「ずっと持っていたい」「ずっと身体に当てていたい」・・・と、本当に心地良くて気持ちが良いのです。

音叉はメンタル部分にもとても作用していて、親子でサロンに来てくださっているお客様のお子様は学習障害と診断されているそうなのですが、その子に使い方だけ教えて音叉を持たせてあげると、どこに当てる等は何も言っていないのに最初に当てたのが頭のてっぺんでした。その次に当てていたのが眉間のところ・・・。そして、言った言葉が、「お母さん、これ気持ちいい〜、これ欲しい〜。買って！」でした（笑）。

肉体にもメンタルにも免疫にも作用して、健康ケアが年齢問わず自分でできる最高の音叉療法。音叉療法の素晴らしさ、楽しさ、必要性を教えてくださった日本音叉療法協会に感謝します。そして、これからたくさんの方々に音叉の気持ち良さ、素晴らしさをお伝えしていきたいと思います。ありがとうございました。

【コメント】

彼女はとても評判の高い人気エステシャンですが、一生懸命施術されるからでしょう、指がとても辛そうでした。音叉セラピーは関節のトラブルにとても効果が期待できます。痛みが消えて何よりですね。そして、彼女はさすがプロ！　セルフケアのホーム音叉マッサージ講座の時に、フェイシャル音叉の実習効果があまりにも劇的でびっくり、最高の笑顔でした。

■音叉による頭痛・肩こり・慢性的胃痛の改善

松本みのりさん（長崎県南島原市　セラピスト）
TFTレベル1認定プラクティショナー、エネルギー骨格調整受講
サロン名：ひなたぼっこ

音叉セラピーの即効性と継続性に驚く

患者：40歳女性
身体的症状：頭痛・肩こり・仕事のストレスによる慢性的な胃痛

施術中の様子で気づいたことは、始めてすぐゴロゴロと胃腸の動く音が聞こえ、それは第三番目のテクニックが終わるまで続きました。施術後はすぐに起き上がることができ、笑顔で、「胃の痛みがなくなりました！」と教えてくれました。

他には頭痛の症状が軽減、ＶＡＳ数値5↓施術後2、肩こり8↓3　と変化しました。

痛み以外の変化は、頭がスッキリして目が開いたとのことです。

施術中のご本人の気づきとして、寝ているようで起きている感じ、ふわふわ浮いているような感じ、体の中がポカポカする、途中から呼吸が楽になったという感想でした。

数日後の様子を伺うと、

「胃の痛みがほとんどなくなり、頭の芯がスーっとほぐれたような感じになった。周囲から受けるストレスの度合いが以前より軽くなった」と、数日経っても良好な状態が継続していました。

1ヶ月後、2回目の施術を行いました。前回同様、首肩こりの主訴はあるものの、1回目の施術前にあった頭痛と胃痛は再発しておらず、ストレスの感じ方は以前より軽減していました。

今回は開始直後から活発にお腹の動く音が聞こえ、かなり続きました。次第に時々音がする程度になり、後半に咳が1回出ました。施術が終わって、ご本人が、

「喉の奥がモヤモヤして咳が出て、感覚的に何か出たような感じがした」

「目が大きくなった感じ、頭がスッキリし体全体が軽い」と感想を述べられました。

主訴であった首肩こりのVAS数値は5→2と変化し、数日後の状況をお尋ねすると、

「受けた翌日は頭がスッキリして、次の日はとにかく眠気がありました。疲れているのに体が動きます」と良好な状態で過ごされていたようです。

私は以前からボディーケアの仕事をしており、マッサージや整体の手技による筋膜リリースや指圧などで肩こりの緩和を行ってきましたが、このように音叉セラピーによって、体のいろいろな部位の不調を軽減できることは衝撃的でとても画期的だと感じました。

そしてそれが一時的ではなく、施術から日数が経過しても、良い状態が継続していること、何より施術中にとても気持ち良くリラックス状態でいられる音叉セラピーに私は感動し、是非たくさんの方々に体験していただきたいと強く願っています。

【コメント】

みのりさんはプロの施術師・ボディーワーカーとして身体の症状改善に向き合ってこられました。だからこそ、音叉セラピーが楽に、しかも驚きの結果を出すことに感動してくださいました。マッサージや整体と組み合わせることで、患者様にも施術者にも両方プラスに作用するのが音叉セラピーです。

［メンタル＆ストレスの改善事例］

■音叉セラピーで体験した不思議な改善事例

鈴木まきこさん（岩手県盛岡市　セラピスト）
TFTレベル1認定プラクティショナー、アンチエイジング音叉セラピー受講

婚活にも！　体調＆メンタルの両方に変化が

患者：30歳代女性

患者は15年ほど前から双極性障害を患い、ここ数年は体調も思わしくなく寝て過ごす日も多い状態でした。音叉セラピー施術時は、久しぶりに頭が空っぽの状態になり、一瞬宙に浮いているように軽くなって、「頭と体が軽く感じてとっても不思議」と話していました。

彼女はセラピーを受けて少し後に、ふと婚活パーティーに行ってみようと思い立ったそうです。婚活イベントにはこれまで何度も参加しましたが、いい出会いがなかったので、最近は足が遠のいていまし

た。その日は偶然にも、以前いいなと思っていた男性が参加していて、その再会をきっかけに連絡を取るようになり、現在は正式にお付き合いを続けているとのこと。現在はメンタルも落ち着き、以前よりもお薬を減らしても大丈夫だそうです。

その後、彼女から体調面とメンタル面の変化について、次のような複数のご感想をいただきました。

・ご飯がおいしく感じる。
・頭の圧迫感がスーっと消えた。
・リラックスできるようになった。
・夜、ぐっすり眠れるようになった。
・幸福感が増した。
・普段は出会うことがない人と出会えるようになった。
・気持ちのモヤモヤが減少した。

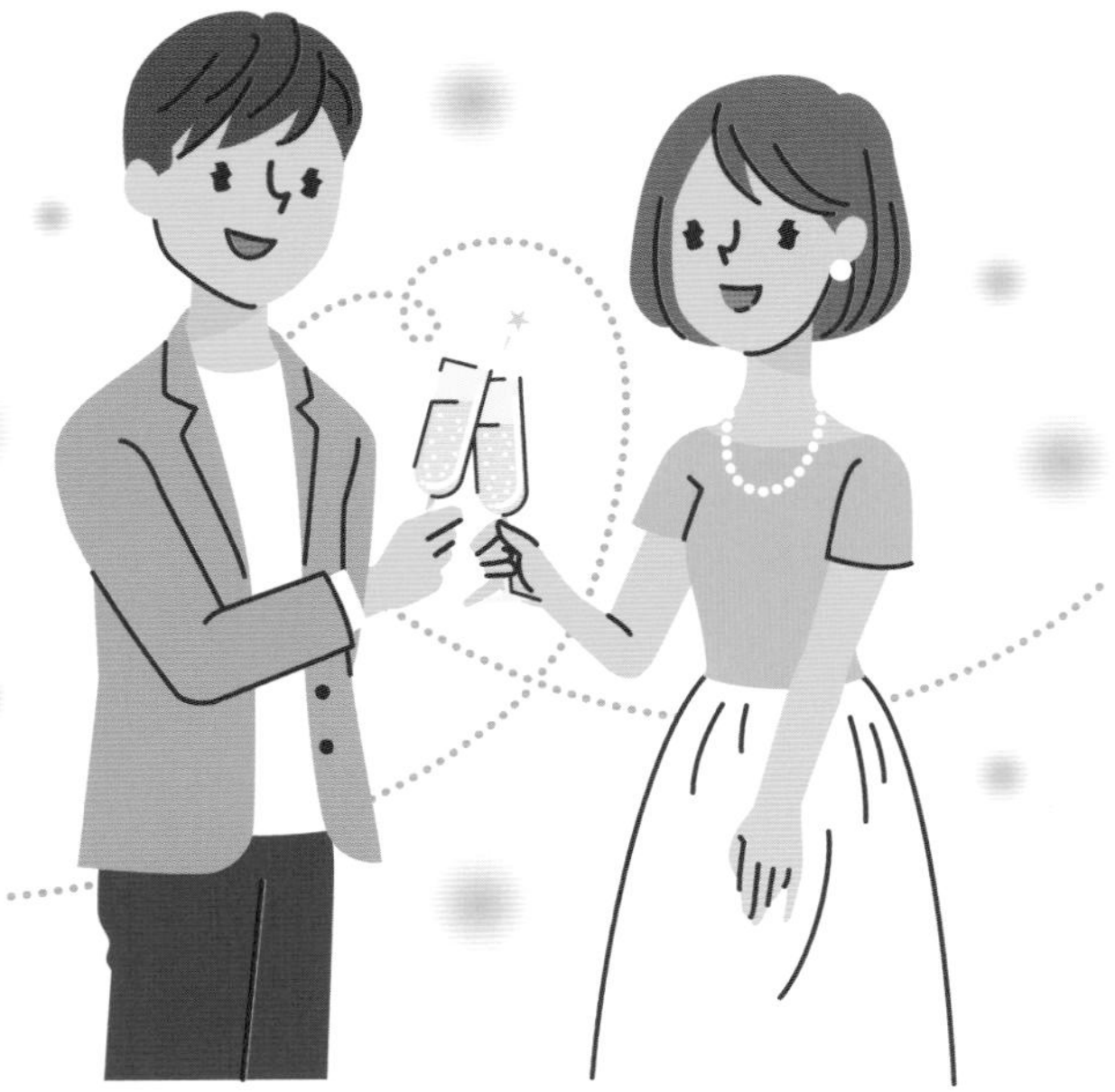

・体が軽くなった。
・集中力が増した。
・笑顔が増えた。
・安心感が増した。
・心身ともに緩むようになった。
・前向きになれるようになった。
・人の目が怖くなくなった（前を向いて歩ける）。
・関心ごとが増えた。
・お土産をもらうようになった。
・いろんなジャンルの音楽を聴くようになった。
・外へ出る恐怖心が減った。
・不仲だった父との関係が良好になった。

一番最近の変化は
・自分を認める、愛することが徐々にだけどできるようになってきた感じがする。
・自分を生き始めている気がして、これからのオリジナルな未来が楽しみ！
とのことです。

やる気が生まれ、まわりにも好影響を！

患者：30歳代女性（会社経営）

患者は会社を経営する女性です。音叉セラピー前は、非常にやる気がない状態でした。お店の経営も安定し、スタッフとの関係も良くなっているにもかかわらず、逆にやる気が全く起こらず、もうお店の代表を退こうかと悩んでいました。さらに、原因不明の右腕のかゆみがあり、病院で薬を処方してもらい一度は治ったものの再発したとのこと。とてもかゆくて、かいてしまうと範囲が広がってしまうと嘆いていました。

音叉セラピーの施術が終わった後は、腰がどっしりとして、体に心地よい重力を感じたそうです。肉体面とメンタル面の変化については、当日は少し軽くなったとのお話でしたが、その後、一週間ほどしてご主人に変化が。前職を退社して3年ほど仕事に対してやる気が出なかったご主人が、急に「来月から仕事をするから」と宣言してくれました。そのあとも素晴らしい変化は続き、お店に突然、市長が一家で来てくれたりもしたそうです。

セラピーを受けた後からメンタルの状態がとても良好になり、気持ちが上向きになって仕事中のイライラが減り、スタッフとの関係がさらに良くなったそうです。仕事へのやる気も徐々に復活し、その直後には新しい出会いがあり、そこから「新しい目標」が見えてきたそうです。彼女は目標にまい進するタイプなので、新しい目標は心から求めていたものでした。その後も目標に対する人脈がどんどん広まり、地元の有力者とのご縁も繋がって、現在は目標実現に向けて毎日が楽しいと話されています。

音叉セラピーを定期的に受けてくださいますが、その度に気持ちが安定しているのが分かり、思考がクリアになっていくそうです。腕のかゆみも少しずつ治癒し、ほんの一部だけになりました。体調もとても良いそうで、なんとウエストがマイナス7センチを達成しそうとのことです！

夫婦そろってイキイキ、会社も急成長！

患者：50歳代男性（会社役員、奥様も50歳代）

機械の製造販売をする会社の経営者とその奥様のケースです。初めは奥様が音叉セラピーを受けてくださいました。セラピーを受けてから、ここ数年あった疲れやすさが軽減され、やる気が戻ってきたそうです。そして一週間後、ご主人の会社に大きな仕事の依頼が入って来ました。宇宙開発に関わる仕事の問い合わせで、まったく知らない会社から突然のメールの連絡で驚いたそうです。小さい頃から宇宙が大好きだったご主人はとても喜び、きっとこれは妻が受けた音叉セラピーの影響に違いないと直感したそうで、その後、ご自身も音叉セラピーを受けようと思ってくださいました。

ご主人の体調は、ここ2、3年、疲れとだるさが体から抜けない感じだったらしく、最近は全身がだるいため動くのが億劫で、休日に大好きなキャンプに行くにも準備が面倒と感じる時もあったようです。さらに、眠気も抜けず、夕方、一度は仮眠を取らないと一日の仕事が乗り切れず、年齢のせいだと諦めていました。

　音叉セラピー施術当日も体の疲れとだるさがあり、初めのカウンセリングの時にもとても体が重そうで、すぐにでも横になりたいようなご様子でした。施術が終わってしばらくは眠っていましたが、急に起きてやるべきことを思い出し、動き出しました。

　その後は、メンタル面でのやる気を取り戻し、何事にも意欲的になっていきました。仕事での集中力と意欲が出てきて、イキイキと仕事ができるようになり、２週間の海外長期出張も楽に乗り越えることができたそうです。

　びっくりしたのは、その後の会社の成長です。問い合わせが増え、仕事の依頼が多数入ってきて業績が右肩上がりに伸びているとのことです。最近では、今までの仕事の10倍以上の売り上げ見込みの依頼が舞い込んでいるそうで、現在その仕事に対応できるかどうか検討中だそうです。人脈にもとても恵まれ、

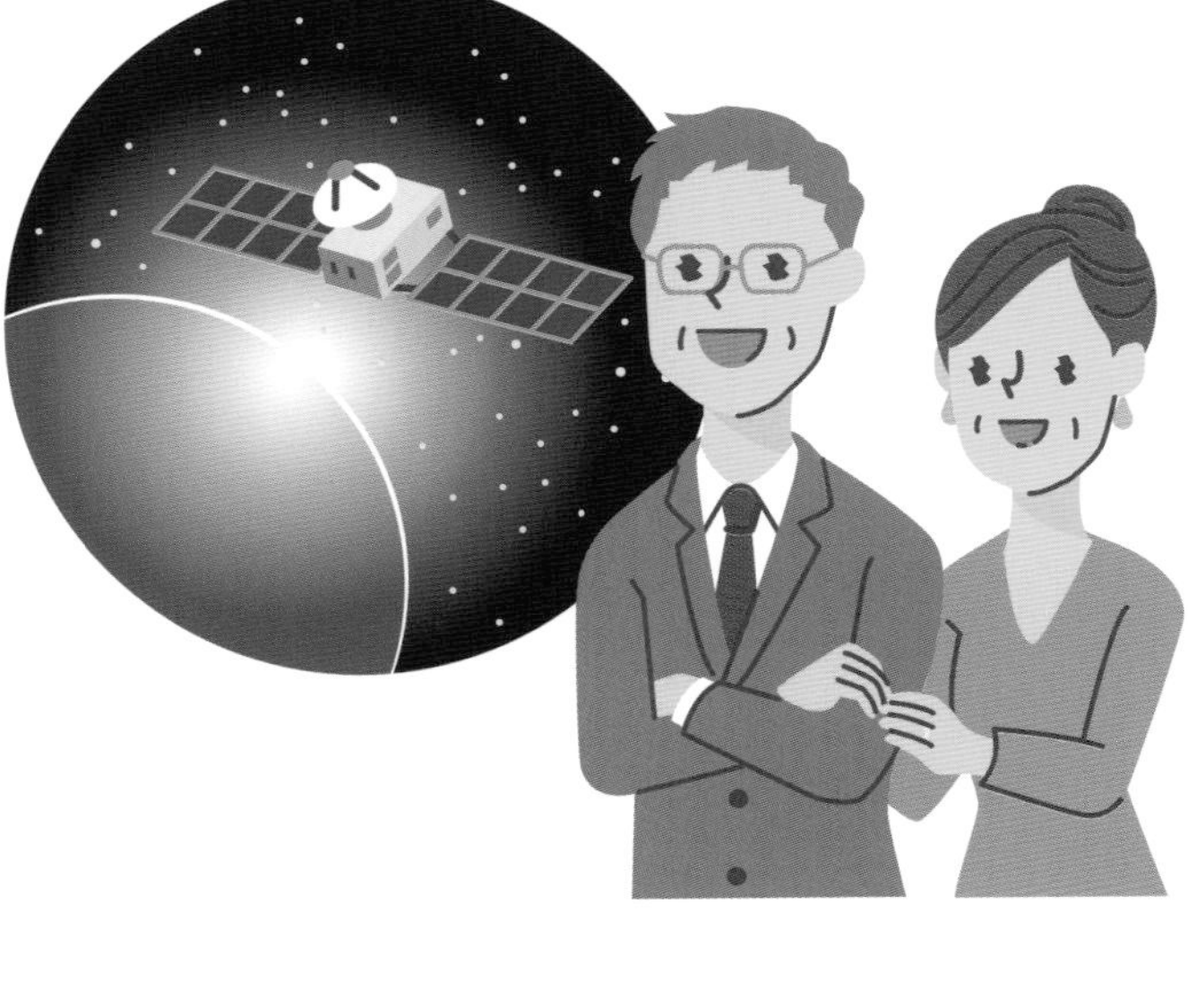

繋がりたいと思っていた人と次々と繋がり、今は想像をはるかに超える大きなサポートに囲まれているとのことです。

［コメント］

まきこさんは地元で信頼が厚いセラピストさんで、感受性が豊かな上に音叉セラピーのセンスが飛び抜けて優れています。資格取得の前から、患者さんから早く施術して欲しいとリクエストをお願いされるくらいでした。施術開始してからは多くの素晴らしい感動を伝えてくださいます。特にメンタル面での改善が多く、不思議な引き寄せもあるようです。

■音叉セラピーに出会い、人間関係が改善

さいとうあきこさん（熊本県熊本市　セラピスト）
TFTレベル1&2認定プラクティショナー、認定ペット音叉セラピスト、
日本音叉療法協会認定ホーム音叉基礎・上級トレーナー
サロン名：アンジェリカ

音叉セラピーを学ぶため九州から東京へ

音叉セラピーを始めていろいろ変化がありましたが、一番変わったのは人間関係です。

音叉セラピーを知る前、会社員だった頃、私は周りに対して不平不満がたくさんありました。そんな状態では、職場での人間関係も良いはずはなく、毎日、イライラと過ごしていました。

40代の頃、「このままでいいのだろうか?」と疑問を感じ、自分を変えたくていろいろ探し始めました。仕事関連の資格を取得したり、自己啓発の本を読んだり、コーチングを習ったり・・・。首や肩こりがひどかったので、リンパケアの講習に行ったりしていましたが、やがて音叉セラピーに出会いました。

会社勤めをしながらセラピストを目指して講座を受講しました。週末を利用して九州から東京へ何度

も通い、音叉セラピーレベル1〜3、ホーム音叉マッサージ®、ペット音叉、ボディー音叉マッサージ®と受講しました。

講座では技術を習うのですが、受講し続けるうちに大切なことを学びました。それは一言で表わすと、「目に見えないものへ意識を向ける大切さ」です。「相手と共感する」、「相手の健康や幸せを願う」、「感謝する」。意図したりイメージすると、それが伝わっていき、相手とコミュニケーションができるようになります。そして次第に〝癒し〟や〝治癒〟へとつながっていきます。

「目に見えないもの」と言っていますが、実は私はもともと「目に見えないもの」が苦手です。「チャクラ」と聞いただけで、わけも分からず鳥肌が立っていました。パワーストーンのアクセサリーをつけている人を見ると、「この人は何か感じるチカラが強い人なの?」と怖くなっていました。

音叉セラピーを学び続ける中で、スピリチュアルなものを徐々に受け入れることができるようになっていき、「目に見えないもの」を怖がる必要はなく、理解すれば何も問題ないと分かりました。

今は楽に穏やかな気持ちで過ごす

現在は、土日に音叉セラピーを施術し、平日は以前と同じ職場で働いています。周りに対して不平不満を感じることは、ほとんどありません。ストレスを感じても切り替えが早くなりました。意図やイメージは毎日の生活にも有効で、職場で「苦手だなー」と思う人でもニコニコ笑顔を忘れず受け答えしていると苦手意識がなくなっていきます。物事が滞りなくスムーズに流れます。すごく楽に穏やかな気持ちで過ごせます。

音叉を使い始めてすぐに変化を感じる方もいらっしゃいますし、私のようにゆっくりと変化し、気づいたら「人間関係が楽になっていた」ということもあります。音叉セラピストにならなくても、自分の体に音叉を当てたり、部屋掃除の後に音叉を鳴らしたりと日常で使うことができるので、音叉はとても便利なツールです。

モノや空間に「キレイになりますように」、相手に対して「今日がいい日でありますように」「会えて嬉しいです」などと意図し、イメージしながら音叉を楽しく使ってほしいと思います。

【コメント】

あきこさんはとても真面目で熱心なセラピストさん＆トレーナーさんです。ダブルワークのお忙しい中でも、九州に音叉セラピーを普及しようと頑張ってくださっています。彼女の謙虚な優しい態度は、音叉セラピーの効果をさらに深めていると感じます。また、ペット音叉セラピーの重要性もご理解いただき、毎年、阿蘇でのボランティアを開催しています。

音叉セラピーで高齢の母も私も犬も元気に

新造弘子さん（東京都三鷹市　主婦）
日本音叉療法協会ホーム音叉マッサージ基礎講座受講

繊細で無限の可能性のある音叉療法

私が音叉を知ったのは5〜6年位前。ヒーリングサロンに行った時に何本もの音叉が置いてあるのを見て興味が湧きました。

その後、山本真澄先生の生徒さんから音叉体験を受けました。私はとても緊張するタイプで、なかなかリラックスができにくいのですが、肩こりも楽になり心身共にほぐれ、その日はよく眠れました。

それを機に山本真澄先生からセルフケアのホーム音叉マッサージ基礎講座を受講して、初めて自分の音叉を持ちました。沢山の周波数の音叉があり、一つ一つの音叉に個性があって、その音叉を持つ人扱う人によって音叉の効果や共振が違ってくることも体験しました。本当に沢山の音叉療法がありますが、とても繊細で無限の可能性があることに感動しました。

施術のたびに、その効果に驚く

数年前に、私はしばらく体調を崩しており、でもこれは加齢から来るもので、どうしようもないのかもしれないと嘆いていました。鏡に映る生気のない自分の姿を悲しく思い、どうしたら良いのかと悩んでいました。しかし、山本真澄先生の雅楽音叉セラピー®を一度受けただけで、生気を取り戻しました。自分を取り戻した安堵感を今でも思い出して感謝しています。

母は今年90歳になりますが、これまでも東京に来るときにはいつも施術をお願いしていました。昨年、心肺機能が衰えて肺に水がたまって入院する時にも施術をお願いしました。かなり危ない状態でしたが、お蔭様で周りが驚くほど早く快復しました。本人は覚悟を決めていたそうです。

また、知り合いのチワワが白内障で、目が見づらくなってしまい、歩くたびにあちらこちらに頭をぶつけていて、あまりに可哀想なので音叉療法を勧めました。1度の施術で毛並も良くなり若返りました。動物はとても素直なのですね。効果てき面です。目もかなり見えるように快復しました。

もう一匹、ストレスの多い犬がいました。食欲もなく、いつも辛そうにうずくまっていましたが、施術後は毛並も良くなり、目もキラキラ輝きました。子犬の時のように元気になって、本当に嬉しかったです。

［コメント］

弘子さんは、お母様、息子さん、そして沢山の方をご紹介いただき、いまでは家族ぐるみのお付き合いをさせていただいています。音叉セラピー施術後は、ご高齢のお母様の顔立ちも良く、動きも全く変わって生き生き元気にされるので、弘子さんもとても喜んでくださいます。おかげさまで、高齢者への施術がどれだけ大切か、私も学びと気付きが一杯です。弘子さん自身も音叉の面白さをご理解いただきセルフケアにご活用いただいています。

音叉コラム②

音叉セラピーの動物への効果は？

（獣医さんと飼い主さんの体験談より）

動物への音叉セラピーは非常に効果が高く、あまりの反応の良さに、施術しているこちらがびっくりすることもよくあります。感性が豊かで敏感だからでしょう。ペットのメンタルケアにはとても効果が期待できます。イギリスでは競走馬にも音叉セラピーを行うとか。競走馬の神経質なメンタルを癒す、最高のセラピーかもしれません。では、どのように効果があるのか、実際の体験談をご紹介します。

獣医師も驚いた！　ポメラニアンの症例

◇飼い主さんの体験談

7歳の時、前足を骨折し、この5年間いろんなトラブルが発生し、辛い治療を続けてきました。しかも、昨年秋から間接が小刻みに震える症状も表われ、元気なく尻尾も下がりっぱなしで暗い日々を過ごしていました。

今年3月、別の獣医さんに紹介して頂いた音叉療法を、半信半疑ですがる思いで受けた所、その効果にびっくりしました。体調がすぐれずナーバスだった愛犬が、音叉の施術が始まると穏やかになり、気持ち良さそうにくつろぎウトウトし始めました。それは硬直していた体が解けていくような感じでした。

その日から震える発作も治まり、定期的に音叉の施術をしていただくことで、元気を取り戻していきました。半年経った今、尻尾は上がり、表情も明るくニコニコとくつろいでいます。今年は猛暑だったにも関わらず、この5年の中で一番元気でした。不安を取り除き体調を整え幸せにしてくれた魔法のような音叉。山本先生には本当に感謝しています。

（飼い主 T・S様　愛犬ポメラニアン 太郎 オス 12歳）

◇症状と経過

太郎ちゃんの場合、通常ではありえない不幸な出来事が連続しました。2014年に前足を骨折。普通ならすぐに治って終わりですが、最初の病院の手術が悪かった上に、専門病院への転院後、良くなったと安心した矢先に医療トラブルが発生、その後何度も手術を受ける羽目になりました。

これだけ何度も痛い思いをすれば、動物病院に恐怖を感じるのは当然でしょう。獣医師の前では落ち着きがなく、飼い主から全く離れません。怖がって神経質になっているようで、ずっと吼えまくり、身体をぜんぜん触らせないので、全く治療できる状態ではありませんでした。
その後、ブラッシングや排便時に悲鳴をあげたり、興奮時の震えが強くなり、脊髄系症状が疑われた段階で、当協会に紹介されました。

［コメント］

太郎ちゃんは、想定外の悲劇が重なり何度も手術を受けました。小さい身体で何度も骨折部分を手術して、本当に痛みでつらかったと思います。そして、飼い主さんも精神的なダメージがどんどん重なり、自分のせいではないかとご自身をせめて悲しい想いをされていました。

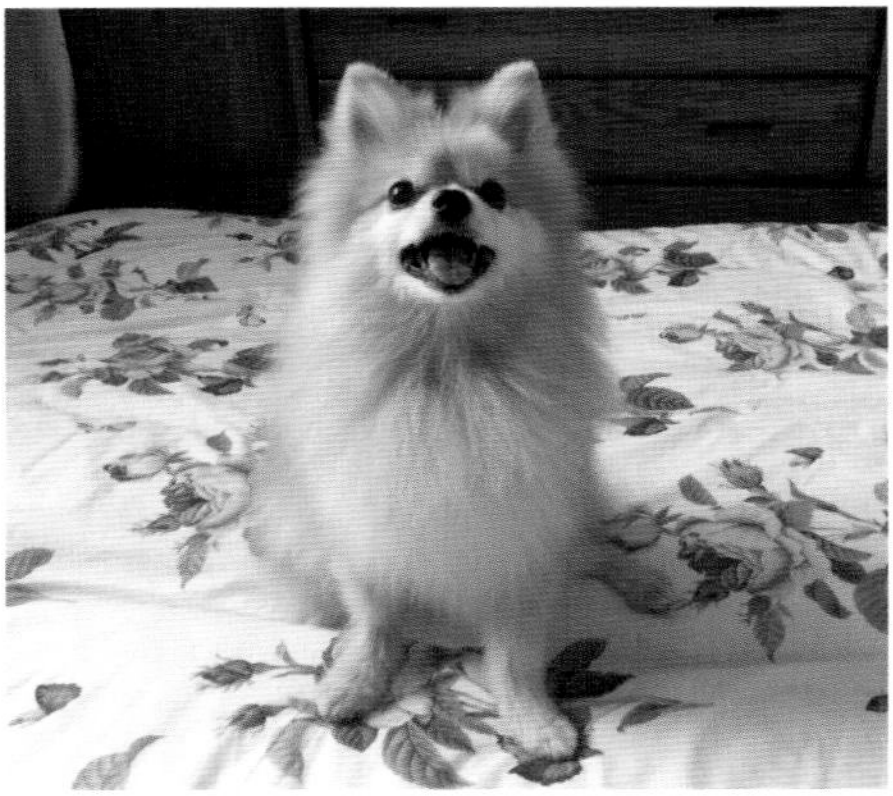

ペットの身体的治療は動物病院の得意とするところですが、現在の獣医学では、このような動物と飼い主さんの精神的なストレスの緩和やメンタルケアの部分が非常に欠落しています。メンタルな苦しみやつらさは通常の獣医療ではケアの選択肢がほとんどありません。
しかしこの分野には、音叉セラピーがとても期待できます。メンタルケアは動物にも飼い主にも、とても重要です。人間も動物も、心と体がつながっているのは同じですから。

そして、心も身体も素直な分、動物には効果が非常に期待出来ます。1回目でも大きな改善がみられることがほとんど。しかも、同じ部屋で一緒に振動を感じていただくので、飼い主さんも元気に笑顔が戻ります。獣医さんも、治療しやすくなります。こうやって、どんどんプラスの方向に加速しますよね。一度にたくさんメリットがあるのがペットの音叉セラピーです。

治癒促進だけでなく、メンタルにも作用

当協会と提携し、音叉セラピーを施術に導入している「こうご動物病院」の向後先生からのメッセージです。

1．音叉セラピーを受けた患者さんと飼い主さんの評判

当院では西洋医学をベースに、鍼灸治療や自然療法などを取り入れた統合医療を行っています。特に慢性疾患では、西洋医学のみの治療が難しいことも多いので、音叉セラピーも治療の選択肢として有効的に活用させていただいています。

音叉セラピーの場合、身体に触れずに施術が可能なので、神経質なワンコやにゃんこ、また押さえられることに対して抵抗を示すコにも勧めやすいと感じています。

患者さんにとって、小さい家族の治療とは言え、辛い表情を示したり、嫌がるのを見るのは嫌ですからね。音叉セラピーの場合、病気の治癒促進だけでなく、メンタルにも作用しているようで、受けた時にワンコやにゃんこが「非常にリラックスしていました！」と言われるのが嬉しいです。音叉セラピーはまだまだ認知度が低いですが、今後、少しずつでも広まっていくよう、当院でもお手伝いをしていきたいと思います。

2、飼い主さんのご感想

実際に音叉療法を受けていただいた飼い主様から感想をいただきました。

・言葉にできないほどの驚きでした！　いつもイライラしていたうちの犬が、音叉によって静かに寝息を立ててしまうほどの効果がありました。心が穏やかになっているのを感じました。

（M・S様）

・ストレスが抜けたようで、よく眠れるようになりました。また、後ろ足の震えがなくなり楽なようです。嫌だとすぐに唸るので、気持ち良かったのかもしれません。有難うございました。

（Y・S様）

・うちのコはもともと元気な子で、やっていただいた後に、特に際立った変化はありませんでしたが、お通じが良くなり、さらに元気になった気がします。この治療は私自身初めてだったのですが、うちのコよりも私のほうが効いたようです。やっていただくと体が軽くなり、オーラが明るくなった気がします。まだ日本では広まっていないということでしたが、非常に手軽で効果が高いものと思いますので、今後広めていただきたいです。今回は本当に有難うございました。

（N・F様）

［コメント］

この他、噛み癖のあった犬の問題行動が治まったり、保護した犬の心のケアに効果があったり、いろいろな症例を実際に体験しました。飼い主のみなさま、素敵なご感想、有難うございました♪

［ペット音叉セラピスト育成講座について］

米国音叉療法ＴＦＴではペットのための認定音叉セラピスト育成講座があり、これは日本でも開催中です。

ただし、人間の認定をきちんと取得した方にだけ、受講の門戸を開いています。「動物に施術するのに、なぜ人間の施術を学ばなければならないのですか?」、と疑問に思うお問い合わせもいただきます。

しかし、人間以上に敏感で繊細な感覚を有している動物たちに施術するには、ある程度経験を積んだ音叉セラピストである必要があります。反応をしっかり観察し、瞬時に対応出来る能力が不可欠です。

さらに、飼い主とペットは深く強い関係性があります。多くのペット、特に犬は、飼い主とエネルギーが非常に共鳴しています。詳しく聞いてみると飼い主と同じ病気の子もたくさんいます。ですから、飼い主が癒されるということも、ペットの健康に関しては非常に重要になります。むしろ、飼い主の身代わりになっているような場合さえあります。

飼い主とペットの双方が癒されることが不可欠です。ですから、私はそれがペットの施術でも、飼い主も音叉セラピーで癒します。だからこそ、人間の認定音叉セラピストであるべきなのです。素人が安易に動物に音叉セラピーを行うのは絶対にお勧めしません。もしかしたら、動物にとっては苦痛かもしれないのです。大音量で音叉セラピーをするなど、言語道断です。

是非その点を十分考慮して、素敵なペット音叉セラピストを目指してください。

第３章
音叉の種類と選び方

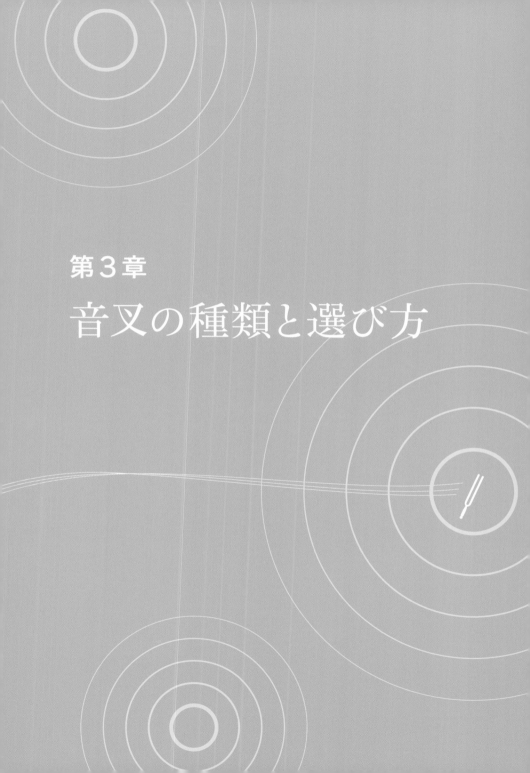

「音叉の選択」は「目的の選択」

音叉を選ぶ際、最初に決める必要があるのは、「何の目的のために使うのか?」です。音叉には非常に種類があり、価格、形状、素材、周波数等で全く異なります。ですから、選ぶ目的を明確にして入手しないと、まったく使えない音叉を手にすることになってしまいます。

音楽用、医療用、空間浄化用等、用途の違いもあります。また、使用する対象、つまり自分で個人的に楽しみたいのか、あるいは施術や治療に組み込むのかによっても異なってきます。施術目的であったとしても、音叉単独施術なのか、他のセラピーやマッサージと併用するのかなどでも異なります。

音叉セラピーの講座では、教材として音叉本体がセットになっている場合がほとんどです。既に持っている音叉と重複しないよう注意することも必要です。

実際に振動を「体感」してから購入する

もう一つ重要なのは、実際に振動を体感してから購入することです。

聴覚や振動感覚の嗜好性には個人差があります。ある周波数や音階が好きな人もいれば、嫌いな人もいます。

実際に音叉を手で持ってみた感覚も大切です。

その場で音叉を鳴らして感覚を味わう。手で持った時の質感、さらには持ちやすさなど、トータルに自分の身体が快適だと感じ、心もワクワクするようなイメージが湧いてくれば、それはあなたにピッタリの音叉と言えます。

後で詳しく説明しますが、同じ素材、同じ形状、同じ周波数でも、その体感は全く異なります。何よりもこの「体感」を重視してください。自分の中にある〝感じ取る力〟を信じましょう。

エビデンスのない「○○用」には、注意を!

一般に市販されている音叉に、「○○用」という名称が付いているものもありますが、注意する必要があります。

例えば現在、〝松果体〟が注目されています。この「松果体用音叉」として販売されているものを複数知っていますが、全て周波数が異なっています。病気のガンに対する「Cancer用音叉」も販売されています。しかし、それは誰がどのように決めたのでしょうか? エビデンスは何なのでしょうか?

中国伝統医学の補法《ほほう》(弱っている臓腑もしくは経絡に刺激を与えて正常に戻す療法)と瀉法《しゃほう》(亢進した機能を抑制したり、過剰物質を排除する治療法)のように、音叉はエネルギーを活性化すると同時に鎮静化も行います。

これらを考慮せず、技法を知らずに安易に入手し、使用するのは絶対に避けるべきです。実際に自分が体感し、納得した音叉を、適正な技法・目的で使用することこそが非常に大切です。
以上を踏まえて、音叉選択のポイントをご紹介します。

［音叉選びのポイント］

① 価格

音叉は一度購入したらほぼ一生もの。長いお付き合いになるので、高価でも品質の良い音叉を入手しましょう。

単純な形状ですが、音叉は特定の周波数の振動を発生する精密機械と同じです。ネットなどで販売されている極端に安価な音叉には、周波数が狂っているものもあります。粗悪品を入手しないよう注意しましょう。

「○○製」という言葉にも注意が必要です。米国製と称していても、実はインド製や中国製の可能性が

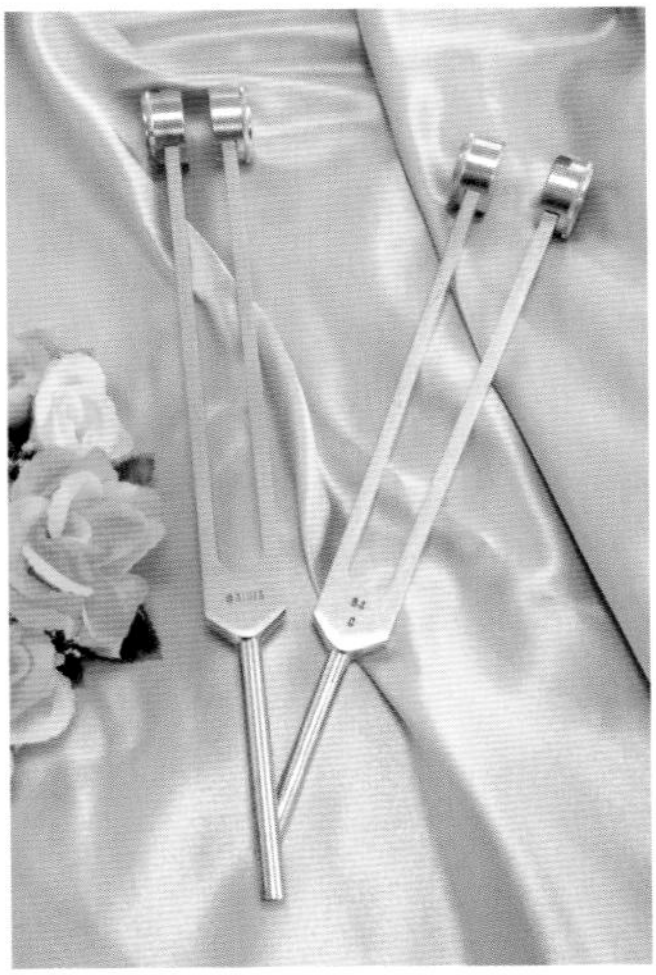

低い周波数の音叉
（錘が付いていて枝が長くなります）

あります。日本の法律では、例え中国製であっても、アメリカを経由すればアメリカ製と称して販売することができるのが実情です。

②形状

音叉には錘《おもり》付きと錘無しがあります。低い周波数の音叉は振動を安定させるために丸い錘付きが多く、U字形ではなく先が開いたV字形のものもあります。そして、周波数が高くなればなるほど、音叉は短くなっていきます。

楽器の調律用は持ち手の先端が丸い珠になっています。身体に直接付けて使用する医療用は、持ち手の先に黒い座が付いています。

持ち手にコルクや木が付いている音叉もあります。

③素材

素材はアルミ合金、ステンレス、鉄鋼などがあり、それぞれ個性があります。

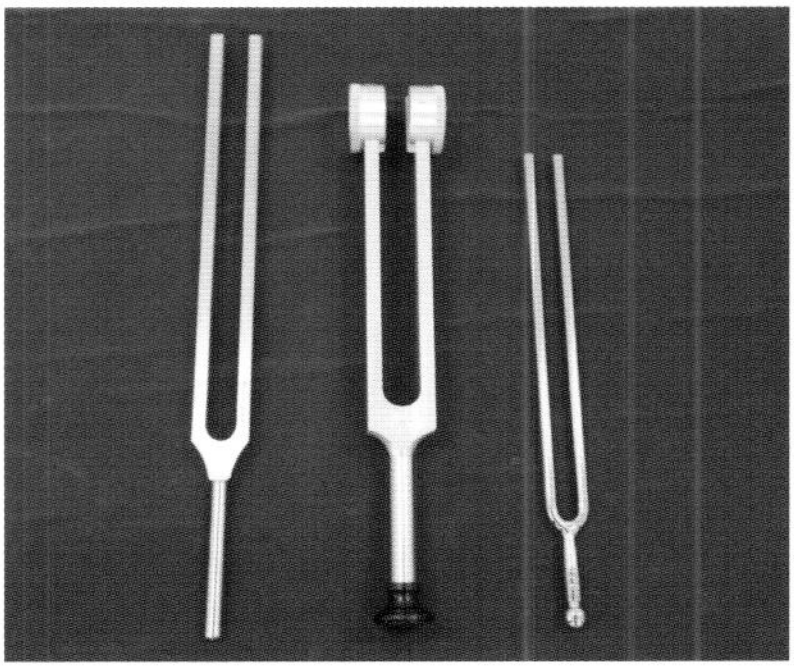

同じ128Hz周波数でも形が違う音叉

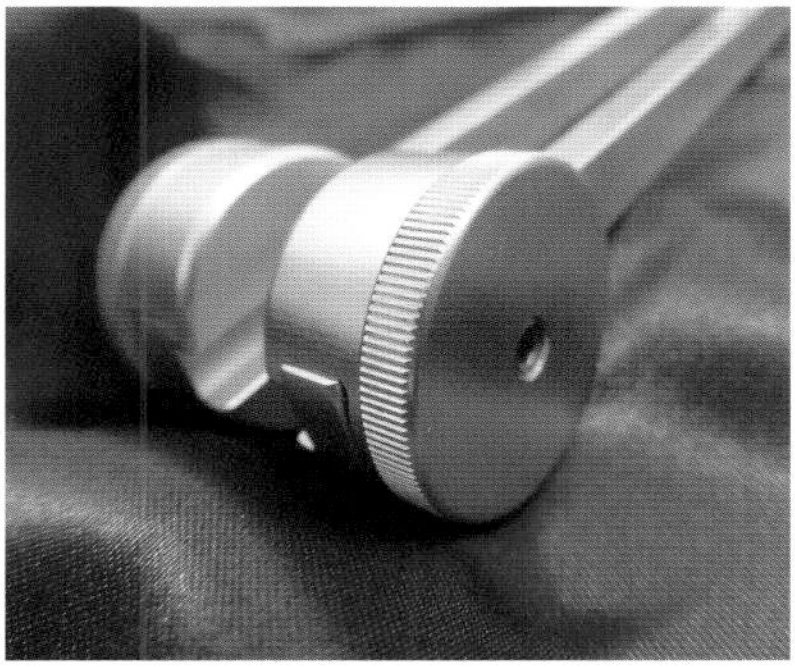

錘付き音叉

（1）アルミ製

アルミは振動伝達率が高い金属ですから、音叉としても一番ポピュラーな素材として用いられます。メーカーごとに合金配合が異なり、叩いた時の感触や振動の伸びが違うので、実際に鳴らしてみて、お好きなメーカーのものを選ぶと良いでしょう。ずっと一緒に過ごす大切な音叉ですから、丁寧な仕上げで納得いくものを選んでください。角が尖っていると身体を傷付ける危険性もありますから、要注意です。

アルミ製の場合、音叉と音叉をあまり強くぶつけて鳴らすと、削れて周波数が変わってしまう危険性があることもご留意ください。時折、４０００Ｈｚ台の繊細な音叉のエンゼルチューナーを、浄化と称して叩き続けている方を見かけますが、これでは削れて周波数が変わってしまいます。音叉自体が痛々しいほどに削れている状態も多いと、音叉職人さんも嘆いていらっしゃいました。高い周波数だからこそ優しく、そっと鳴らしてください。

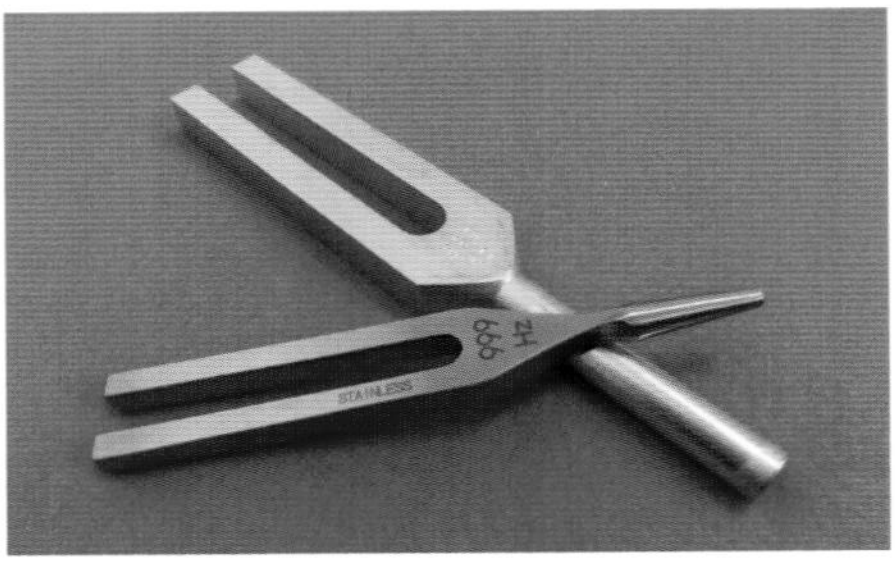

999音叉の違い
上 ステンレス製　下 アルミ製

（2）ステンレス製

私が知っている限り、ステンレス製音叉を製作できるのは日本とドイツだけです。特に日本製のステンレス音叉は周波数の狂いが少なく、通常の使用で誤差がわずか±０・０５程度と非常に高いクオリティーを保っています。

アルミとは違い、小柄ながらもどっしりとした風合いで、静かで奥が深い振動、しかも振動の伸びが非常に長続きする優れものです。ステンレスなら音叉型ペンダントも作製可能です。

（3）その他

ほぼ特注になりますが、日本製の音叉では日本刀のように〝焼き〟を入れて作る鋼鉄の音叉もあります。

価格が高いのが難点ですが、一度鳴らすと魅入られてしまう、しっかりとした音色です。芸術品に近い美しさです。

（4）彩色や金などでコーティングしてある音叉

見ていて楽しい、カラフルな色彩で着色してある音叉もあります。この音叉の場合、周波数を合わせていても着色過程で周波数の変動が出るため、再度調音が必要になります。廉価品はこの再調音を行っていない場合もあります。音叉をしっかり観察してみましょう。どこか

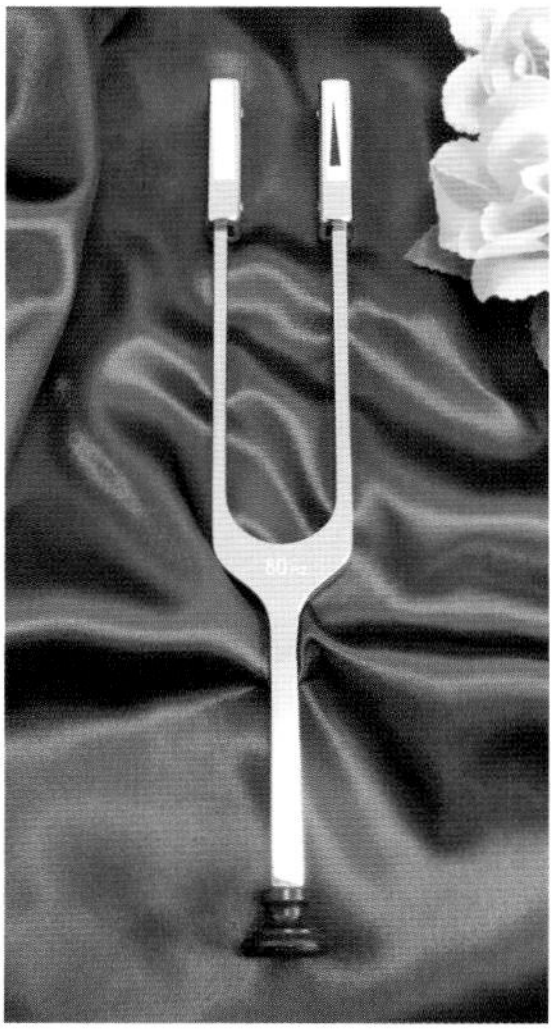
鉄鋼製の音叉

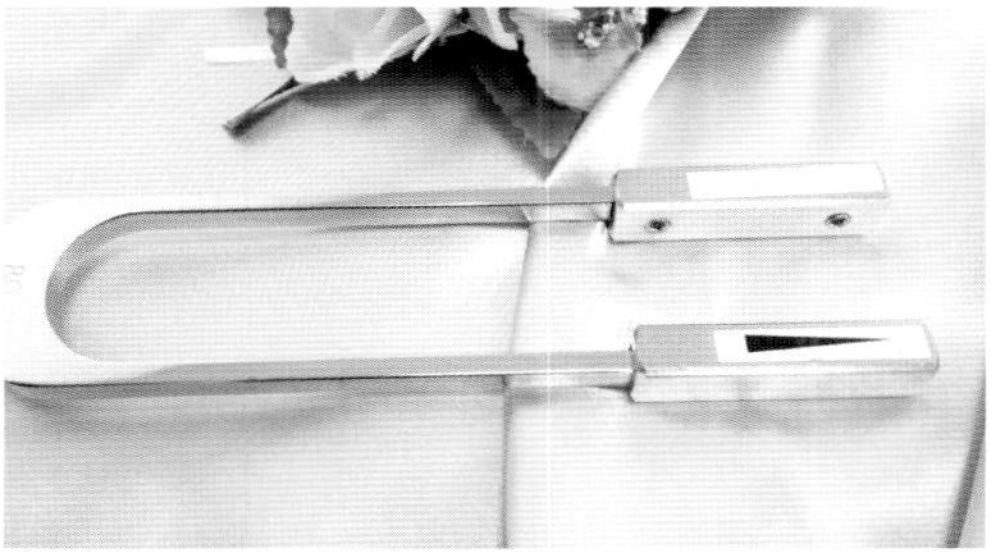
音叉の先端には、目視で大体の秒数が分かるよう、メモリが付けられているものもあります。

少し削れていたら、きちんと再調音してある証拠です。

18金や24金でコーティングしている音叉もあります。とても美しく豪華で、金のパワーを感じます。当協会ではこの24金の特注音叉でフェイシャル用の講座を開いています。ただし、24金の場合は落としてしまうと凹みや傷が生じてしまうことがあります。一層、丁寧に扱う必要があります。

(5) ペンダント型

これはおそらく、日本製だけではないでしょうか。ステンレス製音叉が、そのまま可愛いペンダントになっているので、いつでもどこでもその音色で癒されることができます。何かにぶつかった拍子に〝チリン〟と鳴るのもご愛嬌です。

小さいながらも周波数はしっかり調音されています。名前を入れることも可能ですから、プレゼント用に購入される方も多いようです。

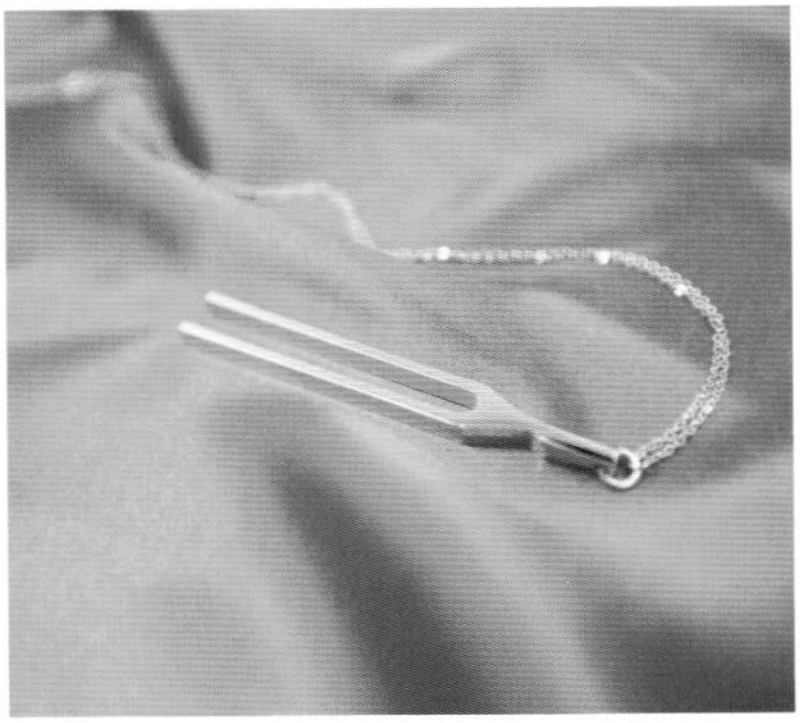
ペンダント音叉

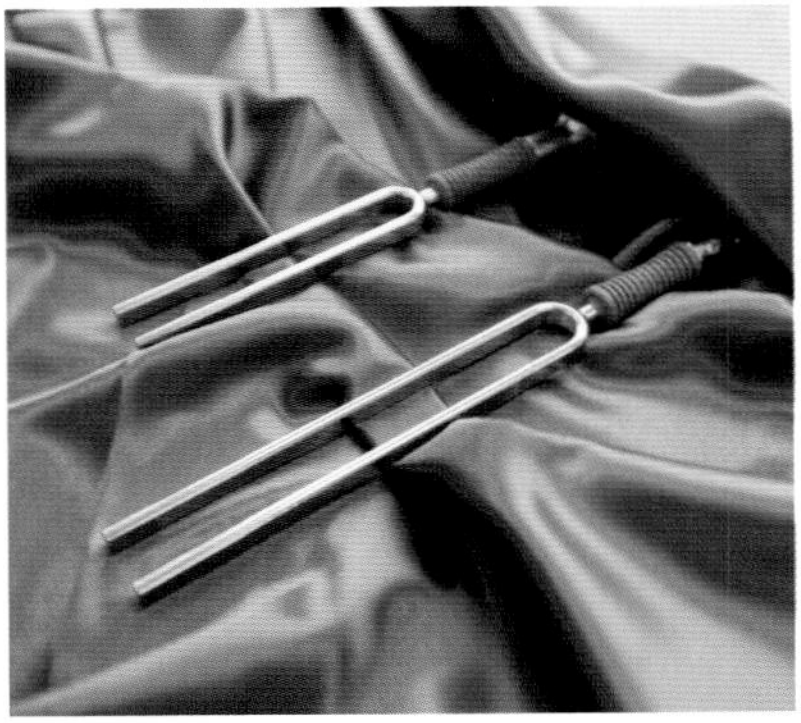
黄金音叉

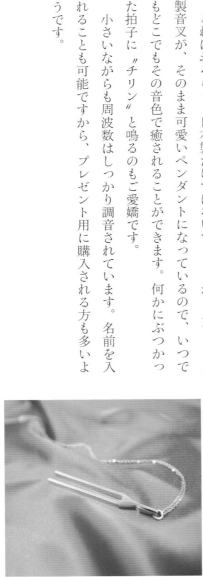

④ 周波数

周波数の範囲に関しては、大体32Ｈｚから４０００Ｈｚ台程度の音叉が主流です。

基本的に低周波数の音叉は、身体に直接当てる方法で主に使われます。

例えば、オステオパシーという手技ではかなり低い32Ｈｚ、64Ｈｚ、１２８Ｈｚの音叉を施術に使用することが多いようです。そして、高くなればなるほど、身体の外に広がったフィールドを想定して使用します。例えば、４０９６Ｈｚ、４１６０Ｈｚ、４２２５Ｈｚのエンゼルチューナー３本セットは空間浄化用です。

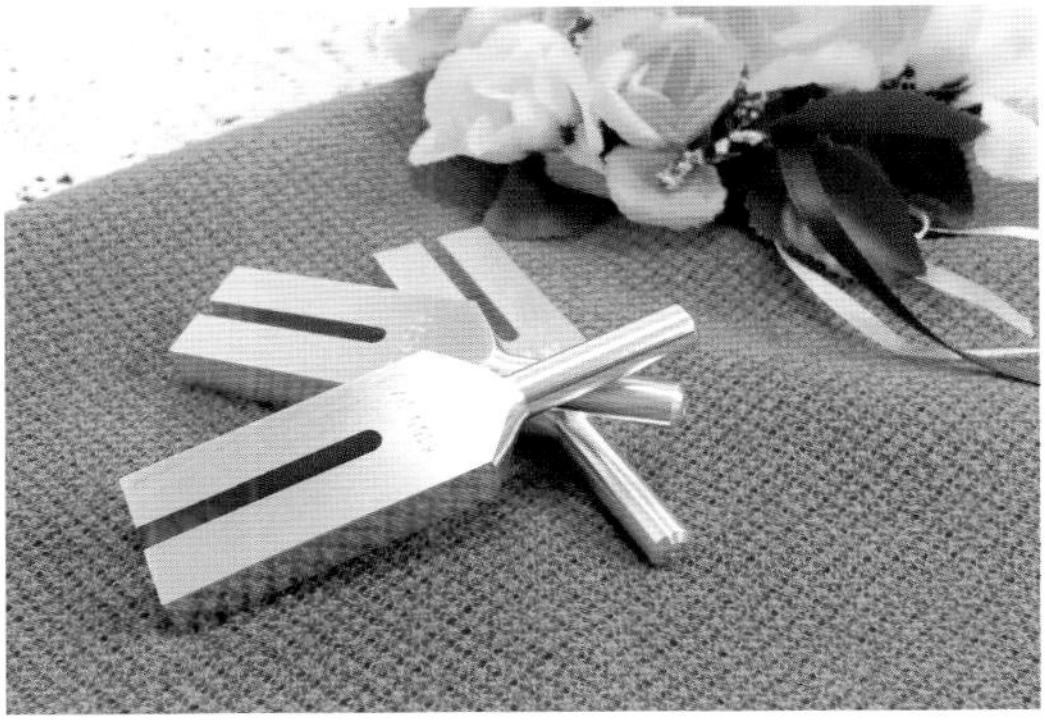

エンゼルチューナー

身体の機能改善や治癒等には、低い周波数のものを

周波数が高くなればなるほど、振動は繊細なエネルギーとなります。そのため、空間などのエネルギーの滞りを浄化する目的で使われます。

量子物理学やエネルギー医学といった最新の研究でも、物体、すなわち肉体に近いものは周波数が低く、人間の視覚で認識できると言われています。ですから、身体の機能改善やリハビリテーション、外傷や打撲などの治癒が目的の場合には低めの周波数（一概には言えませんが150Hz以下程度）が向いています。

精神的なストレス緩和、リラクゼーション、やる気アップ等にはもう少し高い周波数がお勧めです。

現在、単体で販売されている音叉は非常に沢山の種類があります。残念ながらここで全てをご紹介できませんが、最も有名なのは528Hz音叉でしょう。

586Hzは循環を良くすると言われており、999Hzは何故かとても頭がすっきりするので、勉強時やパソコン作業で疲れた時、会議などで頭がボーっとした時にお勧めです。

目的別に応じて、多様なセット販売も

多様なセットも販売されています。チャクラセット、ハーモニックスペクトラムセット、ミネラルセット、経絡セット等々です。

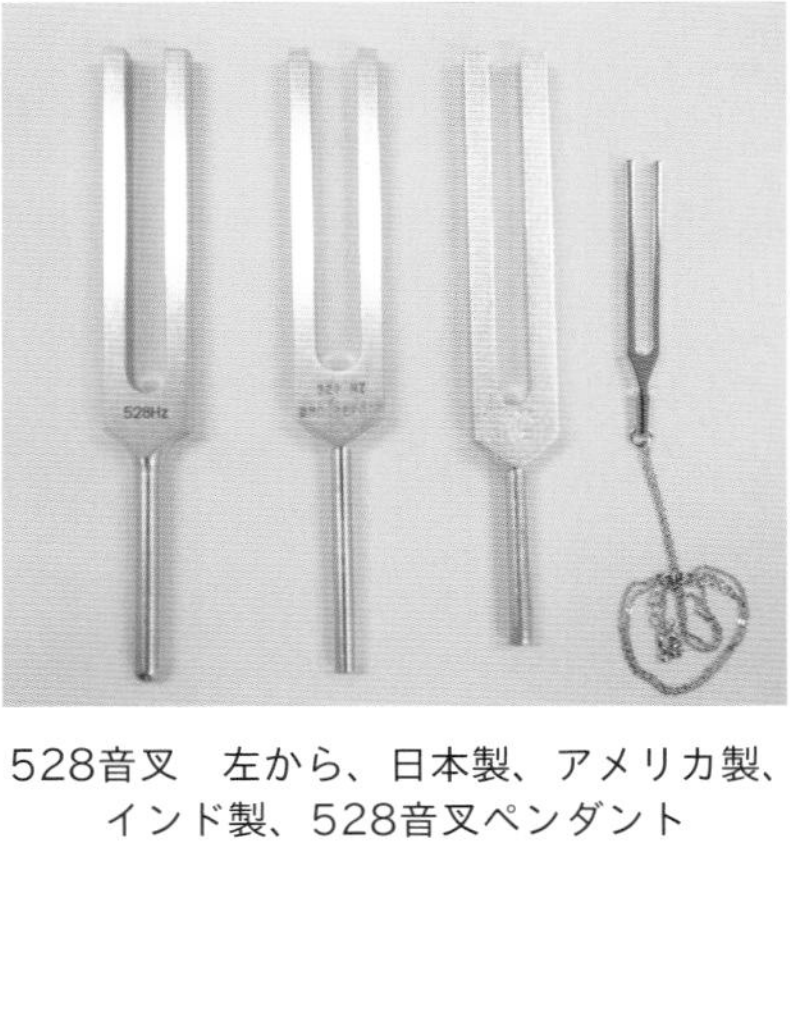

528音叉　左から、日本製、アメリカ製、インド製、528音叉ペンダント

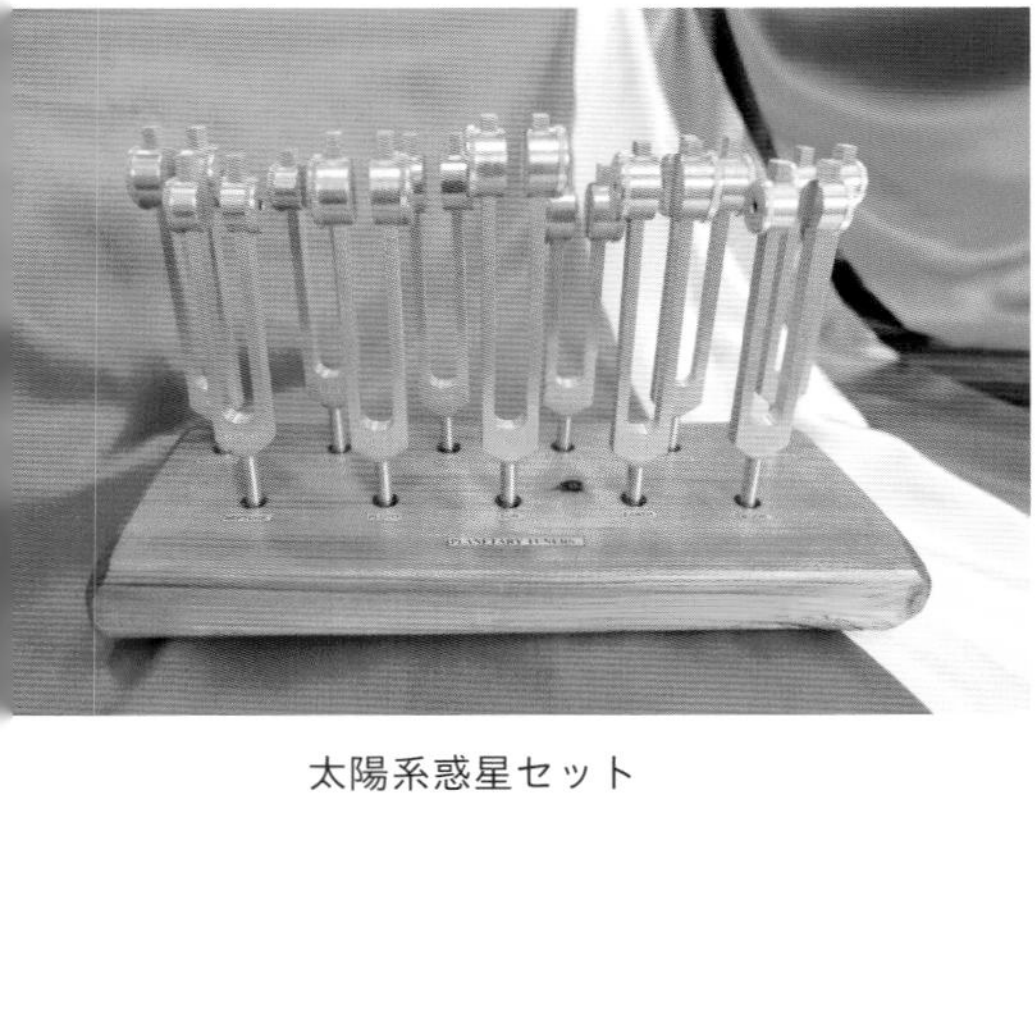

太陽系惑星セット

スイスの科学者H.Coustoが算出した太陽系惑星周波数の音叉セットも非常に有名です。惑星の周期の数式と算出方法が彼の著書の中に明確に記載されています。（注1）

　このセットの中に地球の周波数の音叉があり、別名OMチューナーと呼ばれています。落ち着かない時、緊張する時にこの音叉をかざすと、不思議なことにだんだん落ち着いてきてグラウンディングできます。仙骨《せんこつ》や足の裏に直接当てる方法が特にお勧めです。自閉症や学習障害の子供にも効果が期待できるようです。しかも、肩こり等にもマッサージ効果が期待できます。多くの方に安心して使える音叉の1つです。

音階も、音楽の授業で習うドレミのピタゴラス音階、ソルフェジオ音階などさまざまです。当協会では日本の伝統古来の美しい響きを大切にしており、雅楽の音階を使う雅楽音叉セラピー®もお伝えしています。

　実は雅楽は世界最古の宮廷音楽でもあり、かつ、陰陽五行説にも対応していて、東洋医学の知恵が凝縮されています。平安時代の夏の暑い日に、帝に「水」（冬）の要素を含む調子で雅楽を奏上したら、とてもお褒めに預かったと記載された文献も残っています（注3）。

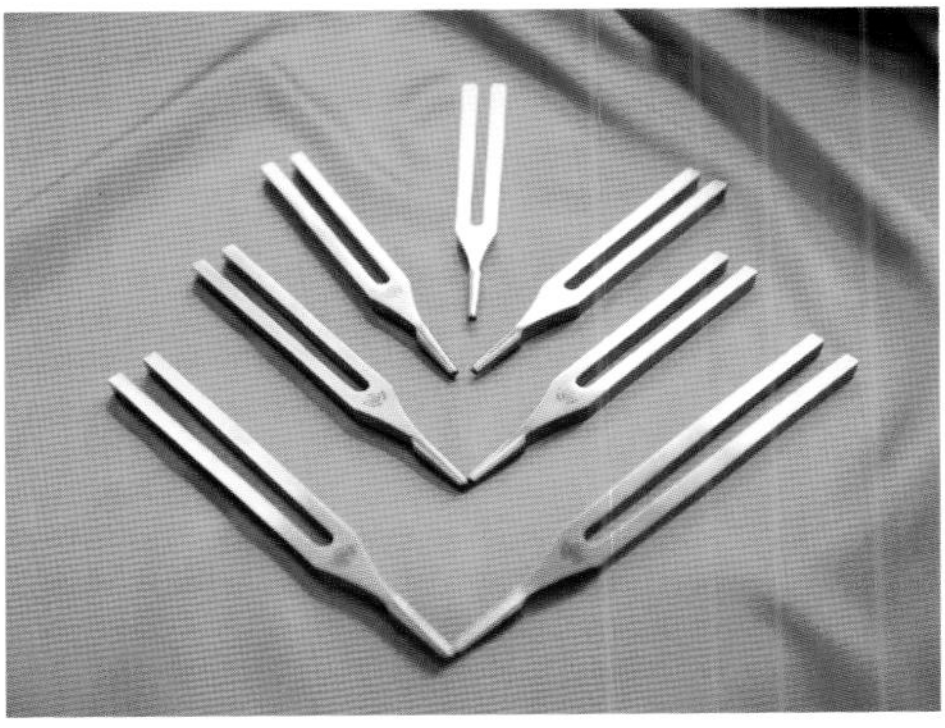

雅楽音叉

講座内容を把握し、目的にあったスクール選びを

これらの音叉セットの使用法は、音叉セラピーを教えている各団体で異なりますので、事前にしっかり講座内容を把握し、ご自分の目的に合致したスクールを選ぶようにしましょう。

ちなみに、米国音叉療法チューニングフォークセラピー®では、ハーモニックスペクトラム8本セットをフルに活用しています。ハーモニックスペクトラムの名付け親は、音叉療法の第1人者で、世界的な音叉メーカー「バイオソニック社」の設立者でもある、アメリカのJ.Beaulieu医師です。ハーモニックスペクトラム8本セットは、紀元前550年ギリシャの数学者・哲学者ピタゴラスが研究した数学の概念を基に、256Hzから512Hzの間のオクターブになっています。別名、〝物理調〟とも言います。

特注音叉で音叉マッサージ®を実際に体感

当協会では振動を実際に体感していただきたいので、「音叉マッサージ®」をお勧めしています。特注で作製した音叉は、医療用音叉と同じ周波数なので検査機能があります。コリがある場所を把握

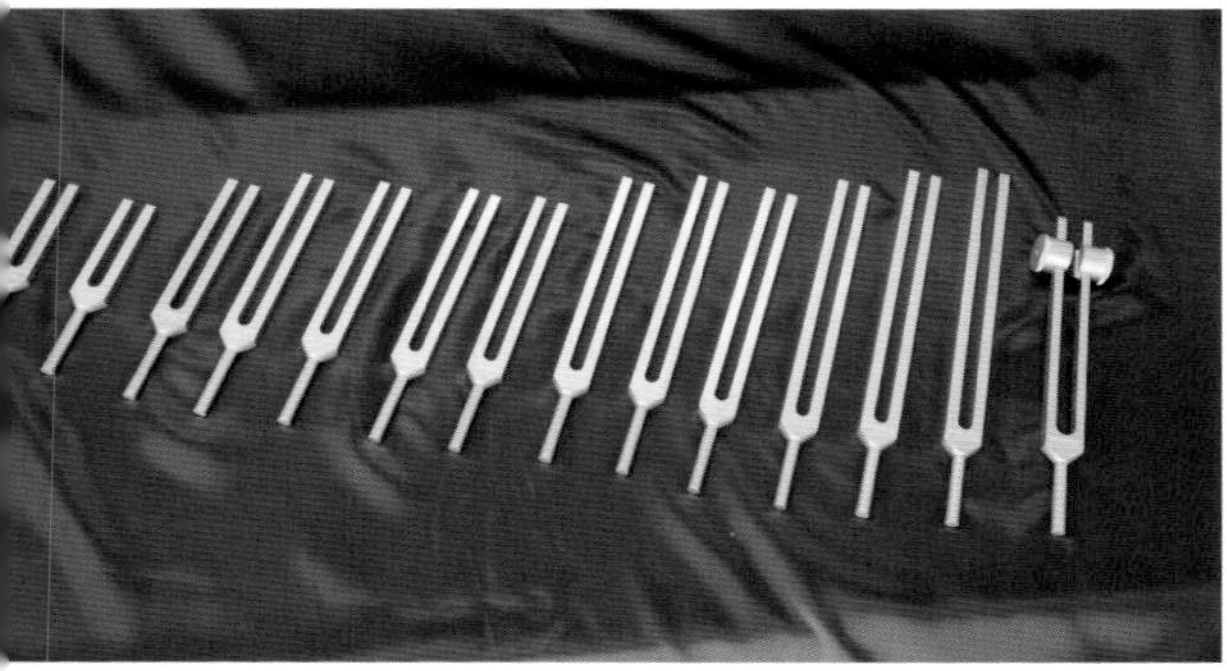

経絡音叉

できる上に、トラブルを解消する能力が期待できます。さらに、誰でも扱いやすいことも特徴の一つです。持ち手の部分のアタッチメントを取り替えて、ツボ押し用、フェイシャル用などとさまざまな目的に、これ一本で対応できる優れものです。カナダにはこの音叉を使って治療効果を上げている鍼灸師さんもいます。アメリカ、スペインでも同様に、受講された鍼灸師さんにご活用いただいています。

同じ周波数でも、素材や形状が異なる音叉も

もう一つ大切なことがあります。それは、同じ周波数でも、素材や形状が異なる音叉が存在するということです。写真をご覧ください。周波数は全く同じ音叉ですが、形状が全く違います。

音叉を購入する際は、ご自分の経験や目的に合ったものを適切に選択することが大切です。音叉は一度購入したら非常に長く使えるもの。長いお

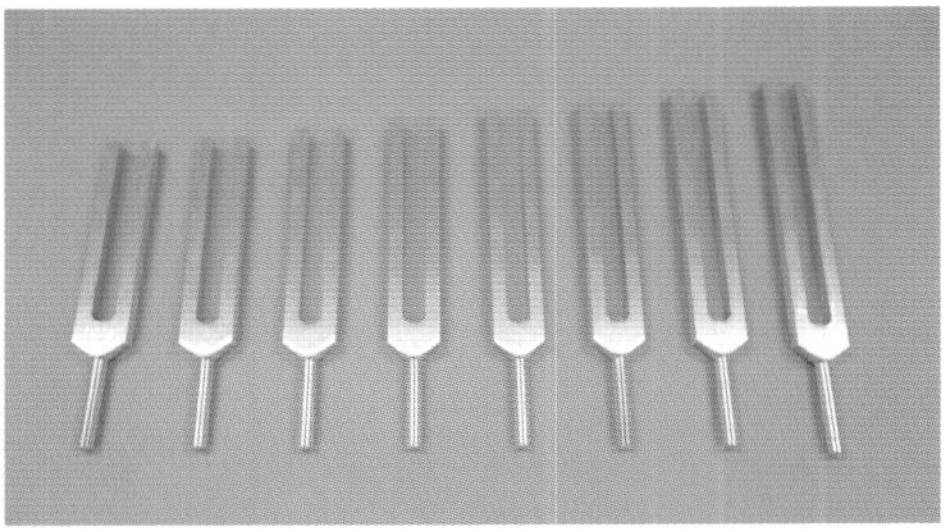

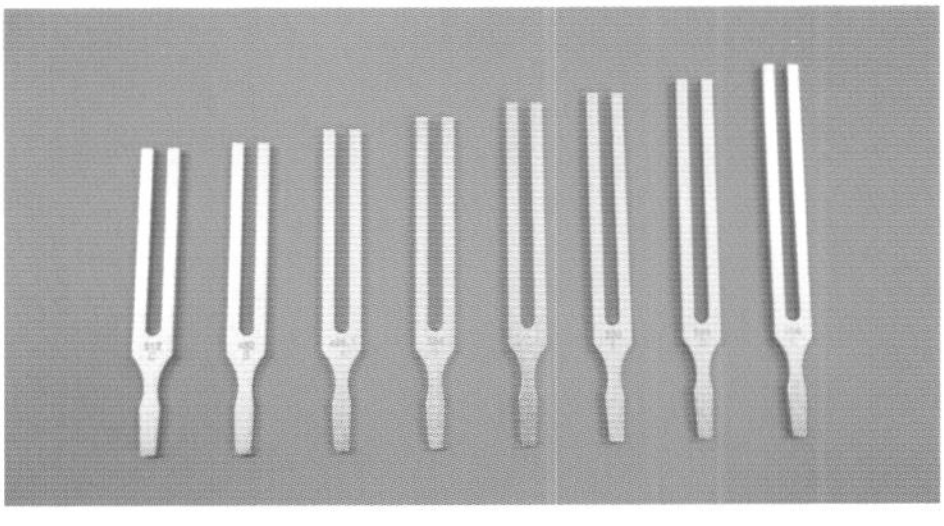

音叉の違い　ハーモニックセットの大と小

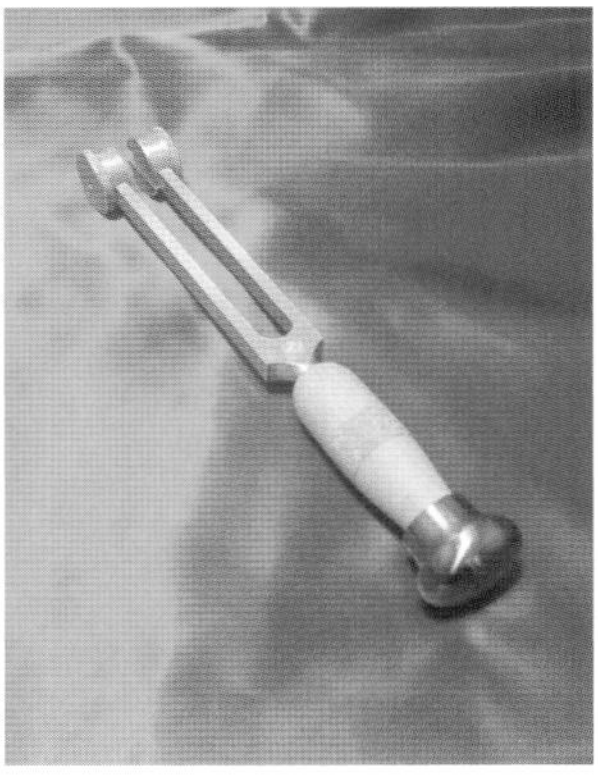

特注128

付き合いになるのですからしっかりと選ぶようにしましょう。

初心者にお勧めの音叉とは

まずは、1本、音叉を買ってみたいと思う方も多いでしょう。
初心者の方には、以下の2点を備えた音叉がお勧めです。

①できる限り軽いもの
②持ち手のところが滑りにくいもの

大きくて重量感がある音叉は見栄えはいいのですが扱いにくく、重い音叉は手首や指を痛めたり腱鞘炎になる危険性があります。しかも力の入れ方が難しく、わずかな力でも大きな音（騒音）になり、頭痛や吐き気などのトラブルも招きかねません。

通信販売などで多く見かける大きいタイプは、重い上に、持ち手がツルツルして滑りやすいものもあります。

できれば軽量で、持ち手にくびれがあるタイプを入手しましょう。小ぶりで繊細な音叉の方が大きな音が出ないため、敏感な人やペットなどにも使えますし、施術の時の取り扱いも非常に楽です。くびれた部分に指がフィットして持ちやすいので落とす心配もなく、施術に専念できます。私は同じ周波数の音叉セットをメーカー別で複数持っていますが、人間の施術もペットの施術もこの小ぶりの音叉で行っています。鳴らすときの力加減も調整が楽ですし、長時間使っても手首や指に負担が少ないことがその理由です。

（注1）Hans Cousto　The Cosmic Octave　Life Rhythm 2000

（注2）振動が精神的な症状に与える症例が、トニー・ウィグラム、チェリル・ディレオ著「振動音響療法ー音楽療法への医用工学的アプローチ」小松明訳　人間と歴史社　２００３に複数紹介されています。これは機械による音響療法ですが、海外では振動医学が実際に医療現場で生かされていることがよく分かります。

（注3）雅楽の大家大神基政が平安時代に「龍鳴抄」の中に書き留めています。私たちの祖先は、平安時代にすでに陰陽五行の思想を発展させ、独自の音の癒しを実際に行っていたということは注目に値します。

音叉コラム③

誕生秘話　日本最初の音叉が鳴った！

日本で最初に音叉を作製した時の面白いエピソードをご紹介します。

昭和初期、当時、株式会社ニチオンの社長であった本田将隆氏（現本田相談役のお父様）は東京で医療関連器具の工場を経営していました。

ある日、「これと同じものを作れないか？」という依頼が来ました。それはドイツ製の音叉でした。おそらく、それは耳鼻咽喉科で聴覚検査に用いるハルトマンの音叉セットだったのではないかと相談役はおっしゃっています。

音叉は、そう、どう見ても、U字型をした簡単な金属の棒です。本田氏は手先も器用で、さまざまな医療器具の改良にも関わっていたので、「大丈夫、こんなの簡単にできますよ」とすぐに返事をしたそうです。

ところが、実際に見本通りに作ってみると、まったく鳴りません。寸法を測りなおしたり、考え付くことをいろいろとやってみたのですが、まったく振動しません。

どうして上手くいかないのか。ありとあらゆる方法で試行錯誤を重ねましたが、解決策は見つからず、八方ふさがりの状態になりました。

そのうち、やけになってしまい、「もうどうにでもなれ！」と、試作した音叉を七輪の中に放り出してしまいました。

それは、冬の寒い日のこと。現代のようにエアコンなどありません。当時、その工場の暖房器具は、七輪だけだったそうです。

投げられた試作品の音叉は偶然、炭が燃えている火鉢の中に入りました。そして知らない間に炭の火は消えていました。

しばらくたって、再び挑戦しようとその試作品を手に取った本田氏は、びっくり。

「鳴るようになっている・・・」

そう、その金属の場合は、焼き入れをしないと鳴らなかったのです。ちょうど日本刀の作製と同じ鋼でした。医療に用いる精密なツールは、折れたり曲がらないようにするため、〃焼き〃を入れることが多いのです。それと

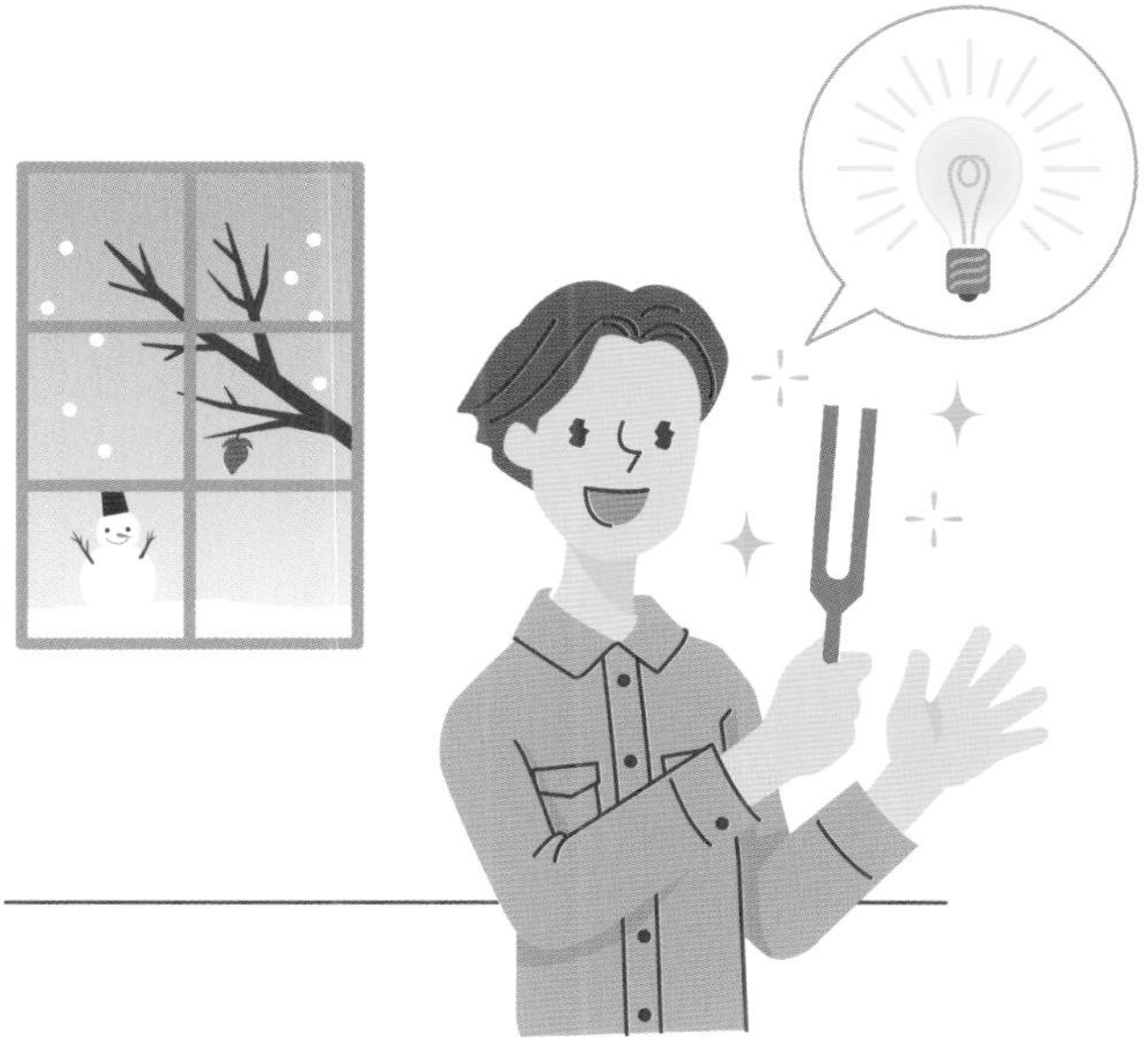

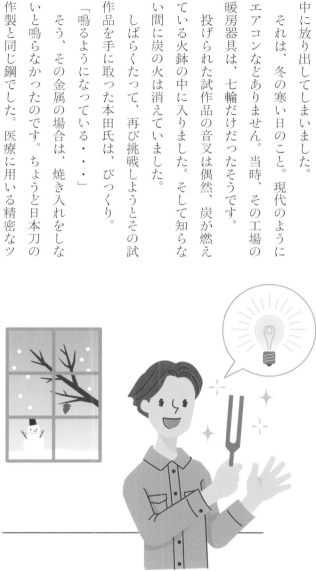

同じように音叉も熱処理をすることによって、「しっかりと長く鳴る」＝「高品質の音叉に生まれ変わる」と分かった瞬間でした。

いまでこそ、アルミの音叉が主流で、音叉の作製方法は沢山ありますが、まだ当時はそれが普及していなかった時代。

たまたま投げた音叉が七輪に入ったから鳴った・・・生み出した不思議な偶然。日本で初めて作製された音叉はこの偶然から誕生したのです。七輪に入らなかったらどうなっていたのでしょう？ そう思うと世の中の偶然は必然に感じます。

［後日談］

その後、本田氏の工場では音叉を多数作製するようになり、昭和12年に日本音響学会から優良な音叉と認められ、日本音叉研究所の所長として正会員に迎え入れられたそうです。なお、ご子息の本田泰相談役（昭和7年生）は医療用機械器具製造販売業の発展に尽力し、その功績が認められ黄綬褒章を受章。さらに日本オーディオ協会から第21回「音の匠」として選ばれました。２０１９年87歳になる現在も第一線で音叉の最終調音を行っています。

第４章

音叉の持ち方と鳴らし方、そしてメインテナンス

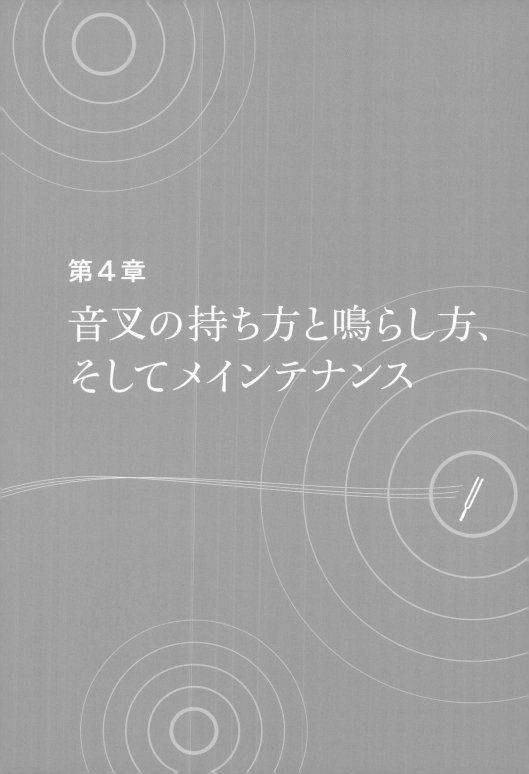

第4章は文章でだけは分かりづらい部分もあるため、動画をご用意しております。次のURL、あるいはQRコードから読み込んでご覧ください。

URL：http://japan-onsa.org/narasu/

音叉を扱う上で「鳴らし方」は非常に大切です。

第5章「音叉セラピー［理論編］」で詳述しますが、音叉は「振動」が重要です。いかに、〝しっかりと振動を長続きさせる鳴らし方〟をするかがポイントです。音叉セラピーの効果はこの時点で決まります。音叉をセラピーに使わない人でも、音叉の基本として、しっかり身に付けましょう。

音叉にあわせて鳴らすものを選ぶ

あまり注目されていませんが、何を使って音叉を鳴らすかにより、響き方が異なります。そのため、その選択は非常に重要です。

通常、音叉を鳴らすものは〝アクティベーター〟と呼ばれます。木琴や鉄琴を叩くような、棒の先に丸いゴムが付いているものをマレット（注1）あるいは叩き棒と言います。（写真上段）

最初に変な癖をつけないよう、強く叩きすぎないよう、注意しながら練習してください。「良い振動が出た！」と感じたときは、音叉を持っている人の身体にも快適な感覚が生まれます。

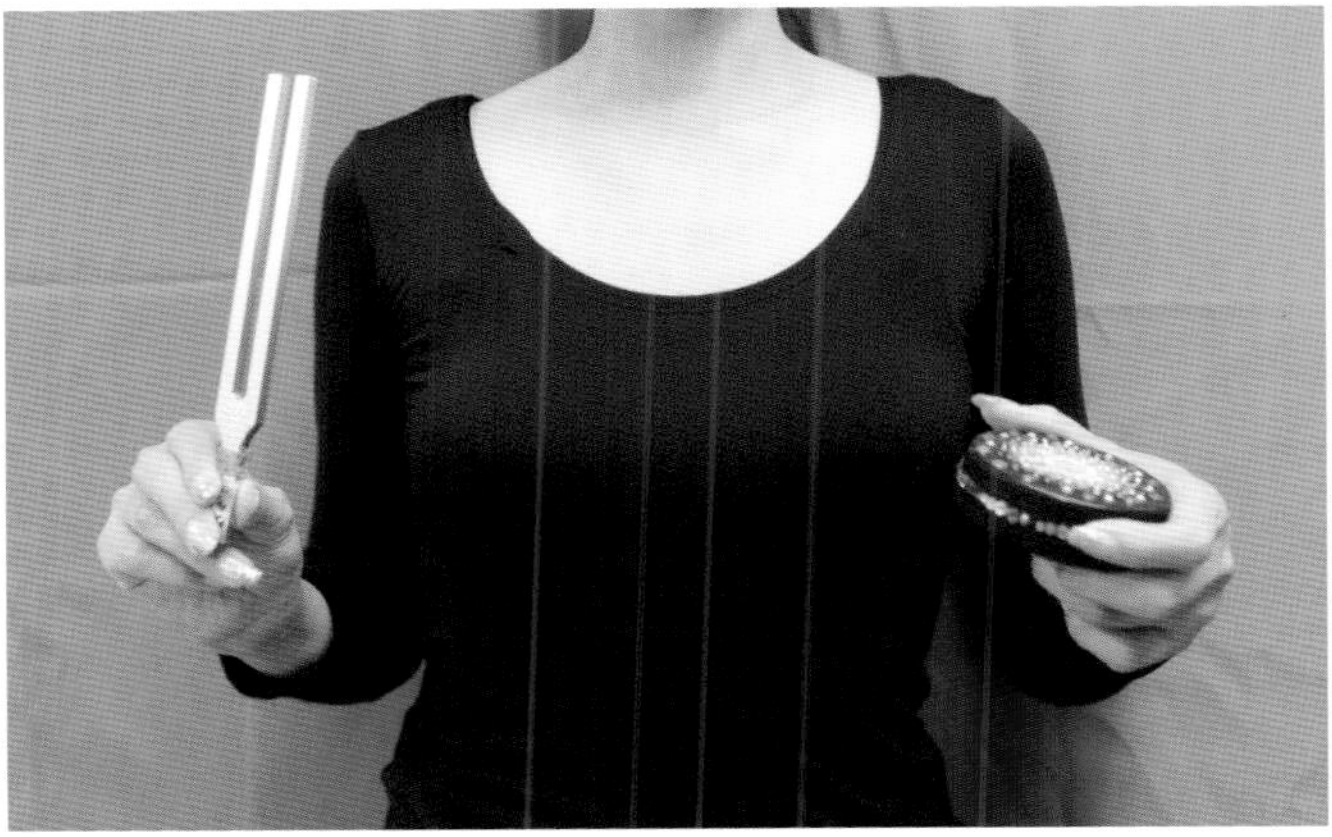

（1） まず、持ちます。利き腕に音叉、反対にアクティベーターを持ちます。マレットの場合は逆が多いようです。

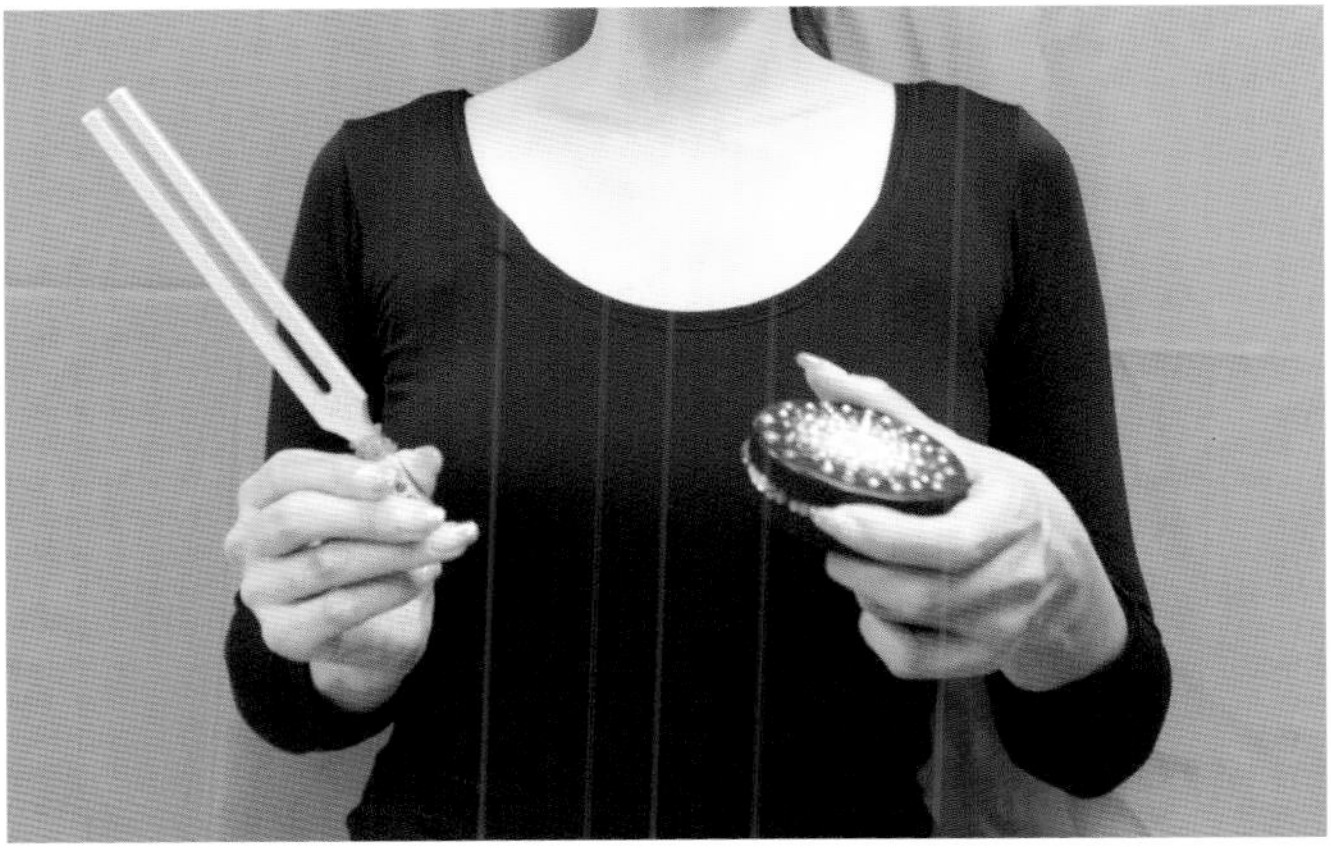

（2）いきなり鳴らさず、逆に少し後ろに振ります。

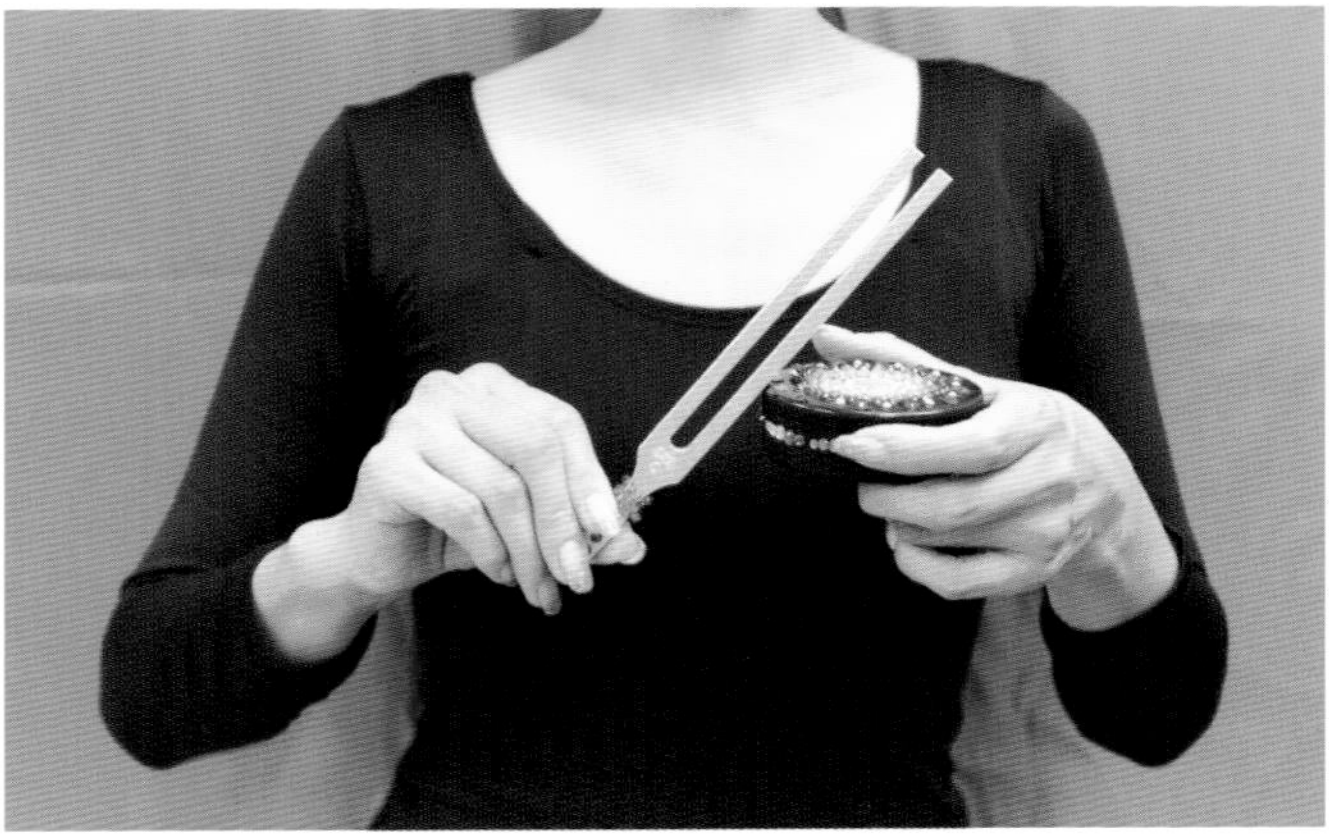

（3） アクティベーターに音叉をバウンドさせるように鳴らします。叩くのではなく、"鳴らす"のです。当てるのは、音叉のU字から先端の間の、下から約三分の一のところ。そして、横側（音叉の数字が書いていない面）をアクティベーターに当てます。あまり先端に近い部分だと、振動が長続きしません。

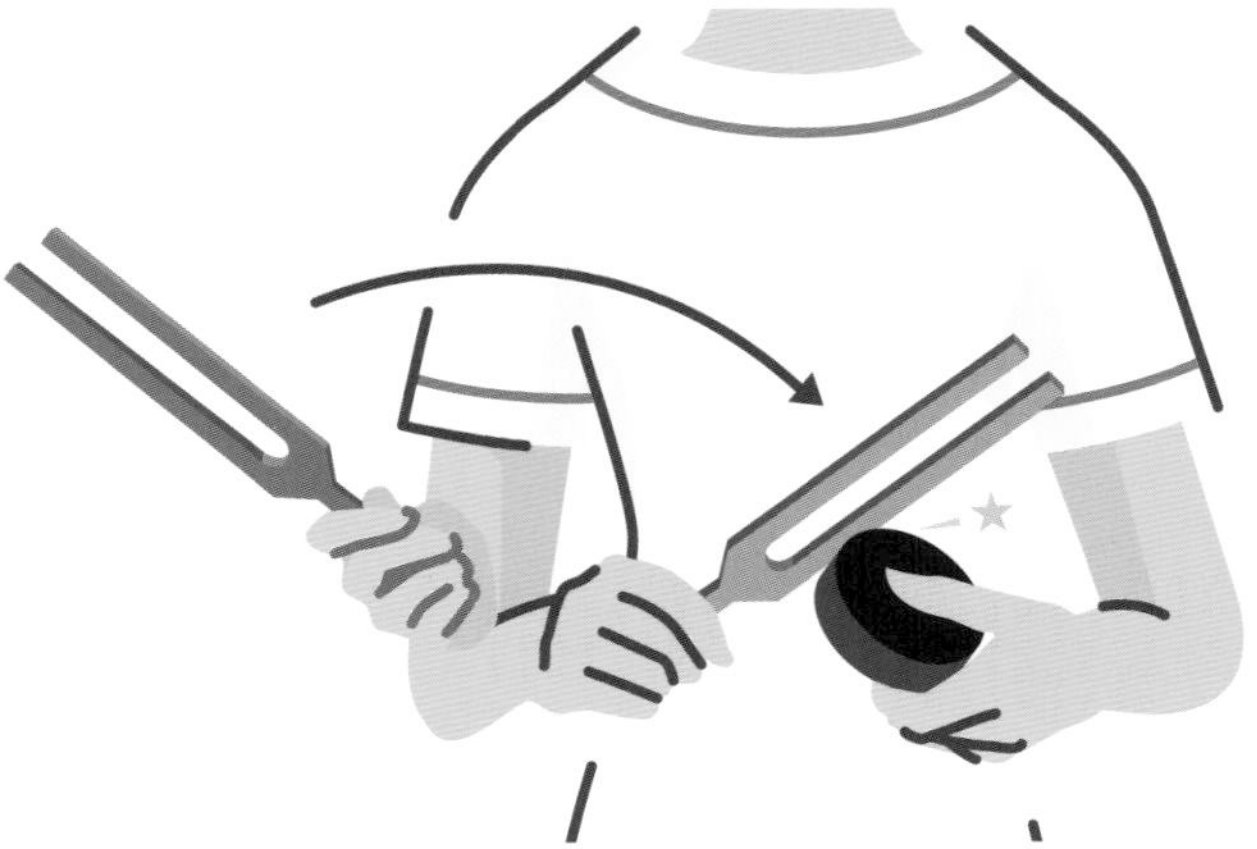

（4） 鳴らし終わったら、バウンドの反動で音叉の先端が後ろにいくような感じで。

② 1本での鳴らし方─錘付きの場合

錘付き音叉は周波数が低いので、騒音発生の確率が低く、しっかり鳴らしても静かです。しかし、鳴らして、錘同士が〝ガツン〟と音を立てるのは衝撃が強すぎます。錘の部分を机などに叩きつけて鳴らす人もいるようですが、凄まじい騒音が発生し、患者にも周囲の方にも有害である上に、過剰な強刺激は錘のネジを緩めてしまう原因になります。ネジが緩むと変な音が出て周波数も変動してしまいます。必要以上に強く鳴らさないよう注意しましょう。

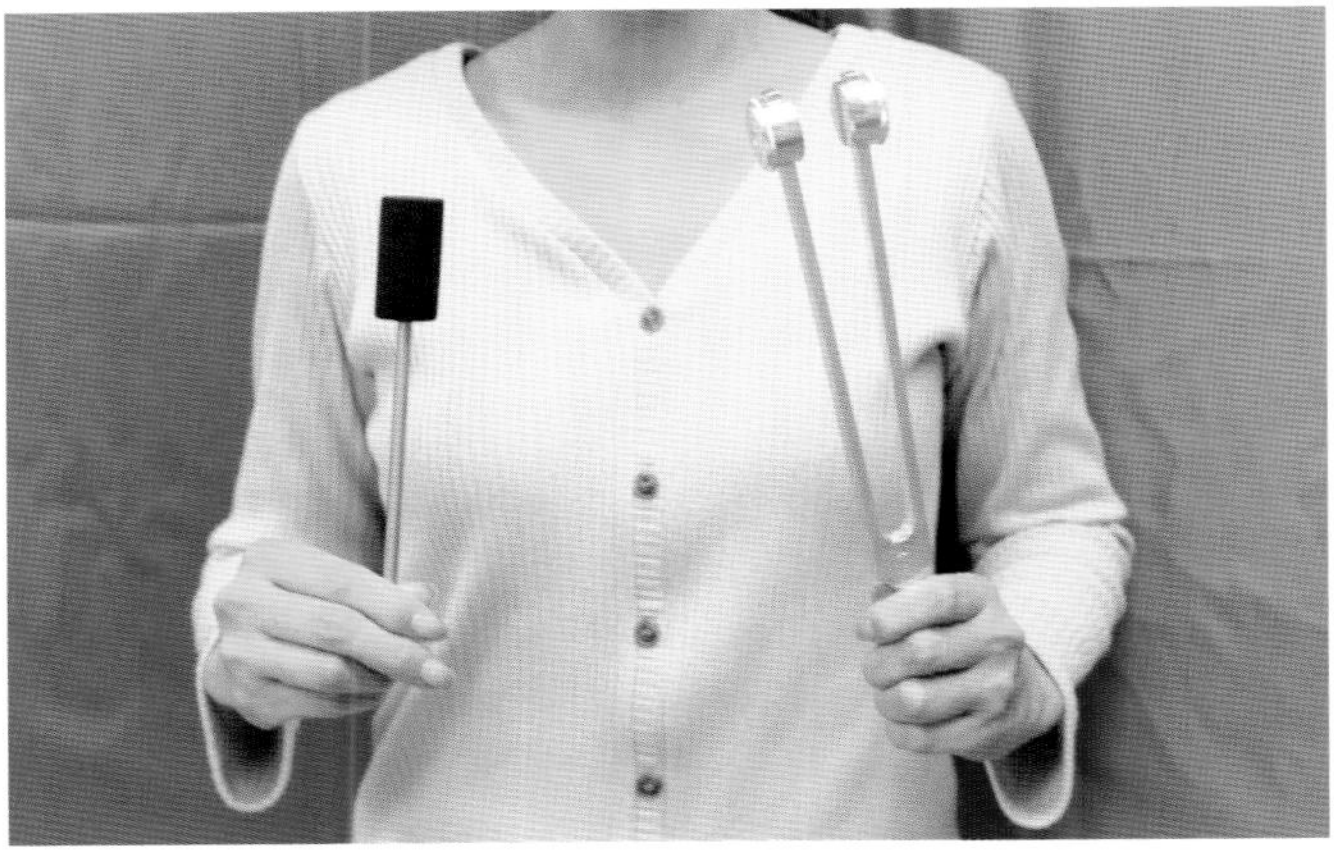

(1) 音叉とアクティベーター(あるいはマレット)を持ちます。

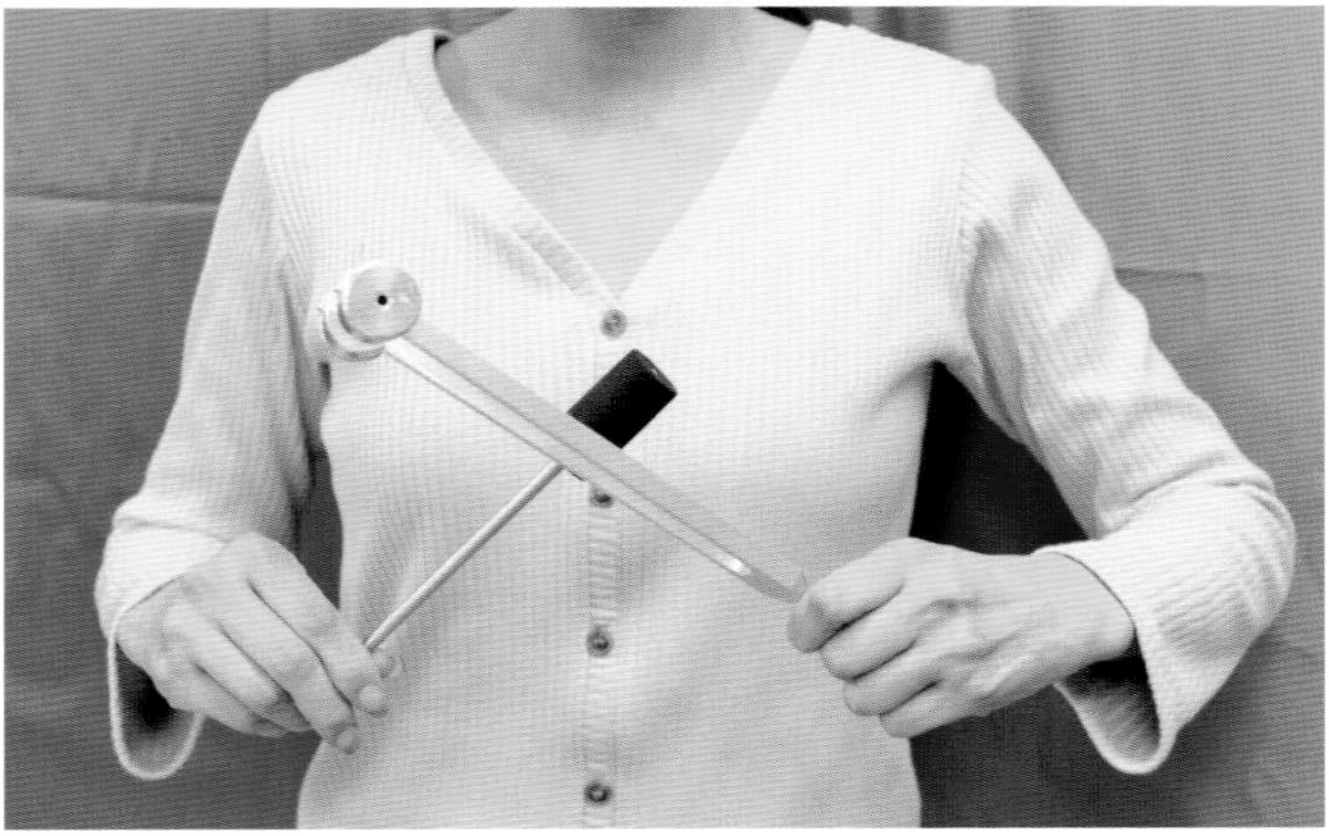

（2） 音叉の枝の半分から少し下辺り、角の部分に当てます。

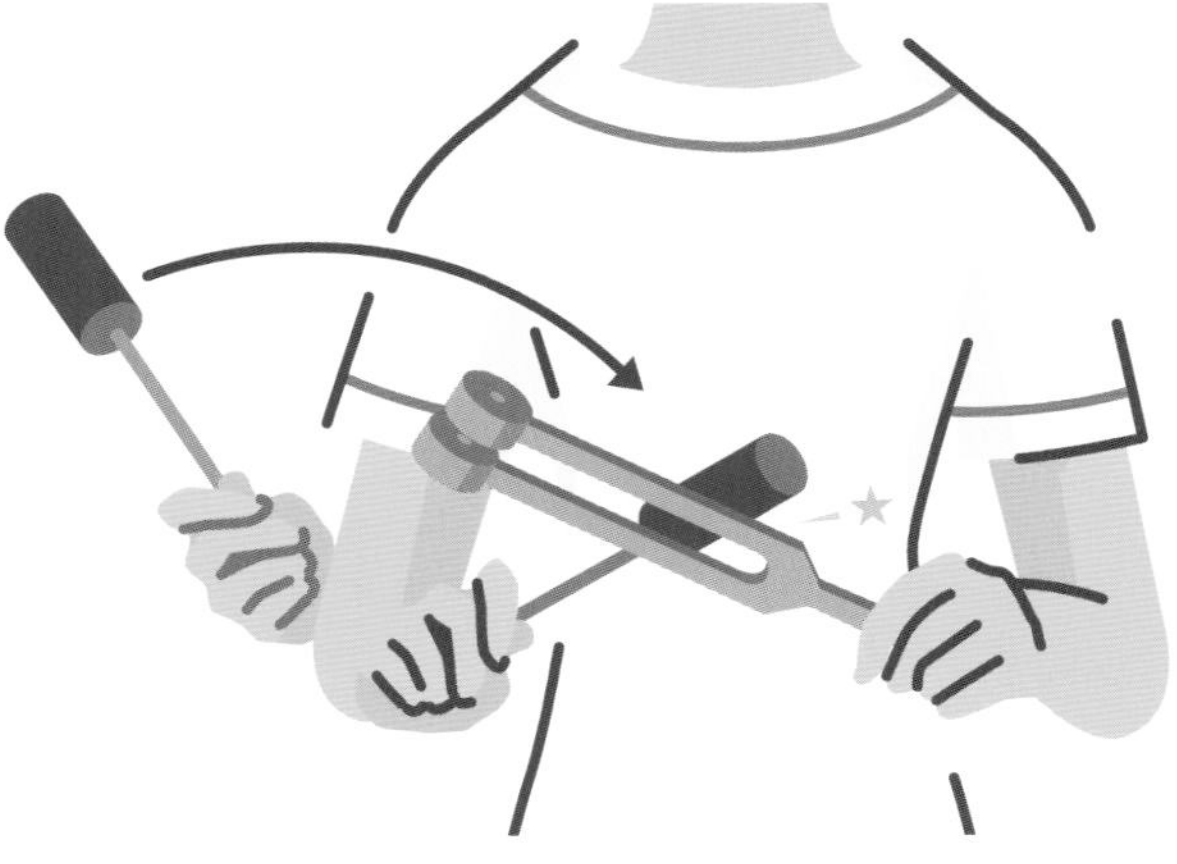

（3） 戻します。

③錘無し2本での鳴らし方

錘無し音叉の場合、音叉同士複数で鳴らす技術も重要です。片手に何本か持ち、それを反対の手で持った音叉やマレットで鳴らす技法もありますが、左右1本ずつ持ち、合計2本の音叉を鳴らす技法が一般的です。

左右異なる周波数で聴覚を刺激すると、脳内でこの2本の差の周波数バイノーラル・ビートが生まれます。(注2) これは研究論文も複数発表され、耳鳴りの治療や脳梗塞の治療にも効果が期待されています。これを応用して音叉で両方の耳にかざすテクニックもあります。一度に3つも周波数を発生できる非常に有益で重要な鳴らし方ですが、音叉1本でのテクニックよりも加減が難しく、力が強いと金属音が騒音になってしまいます。練習を積み重ね、身体でしっかり覚えてから行うようにしましょう。

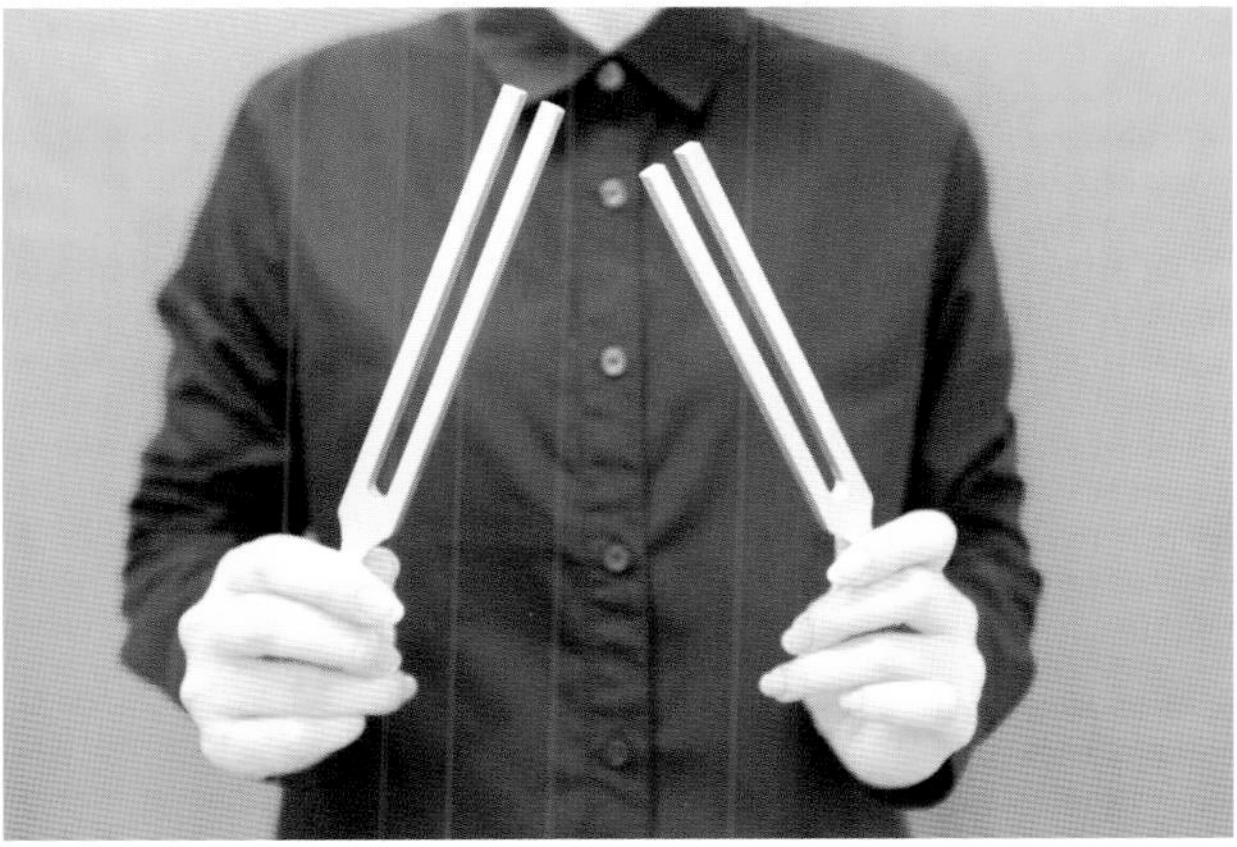

(1) 左右の手に1本ずつ持ちます。

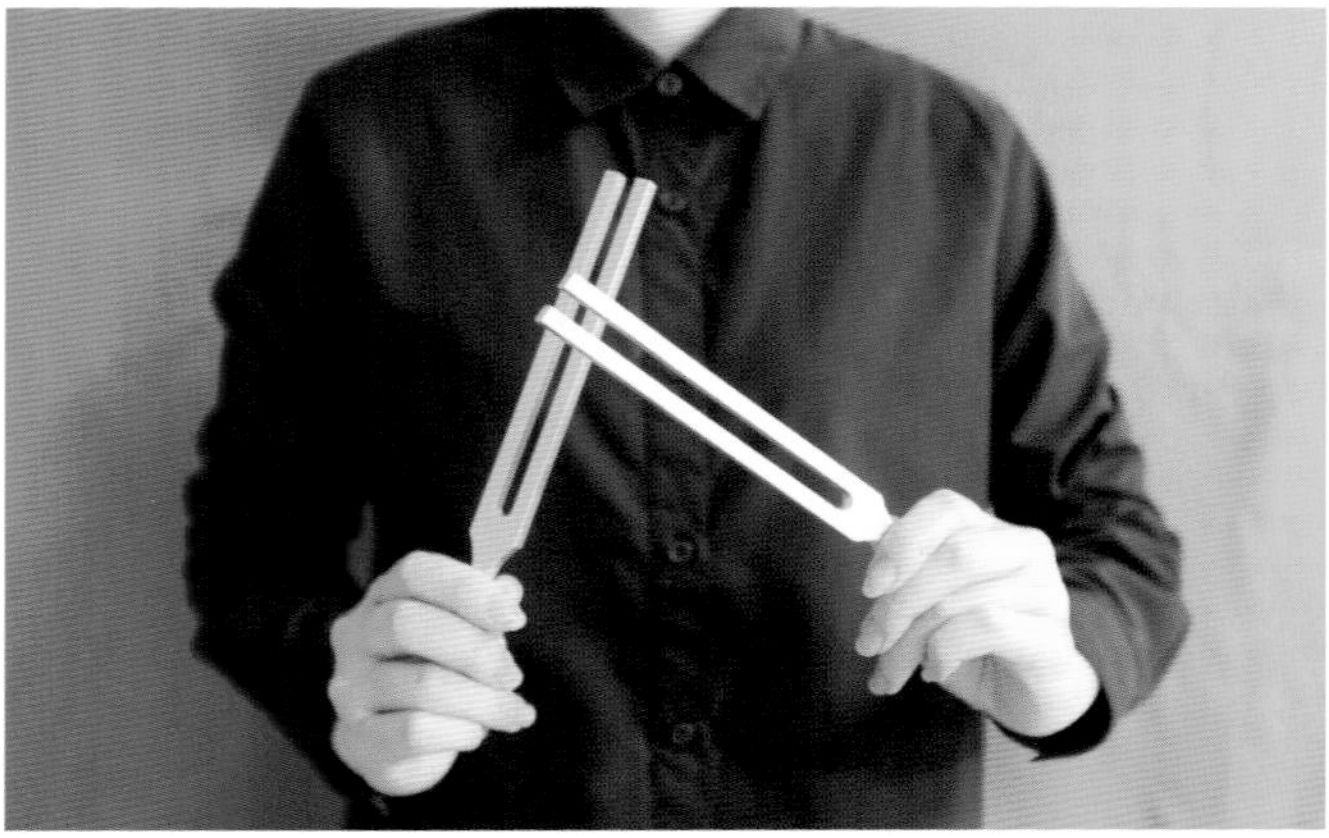

（2） いきなり叩くのではなく、少しだけまず後ろに引きます。

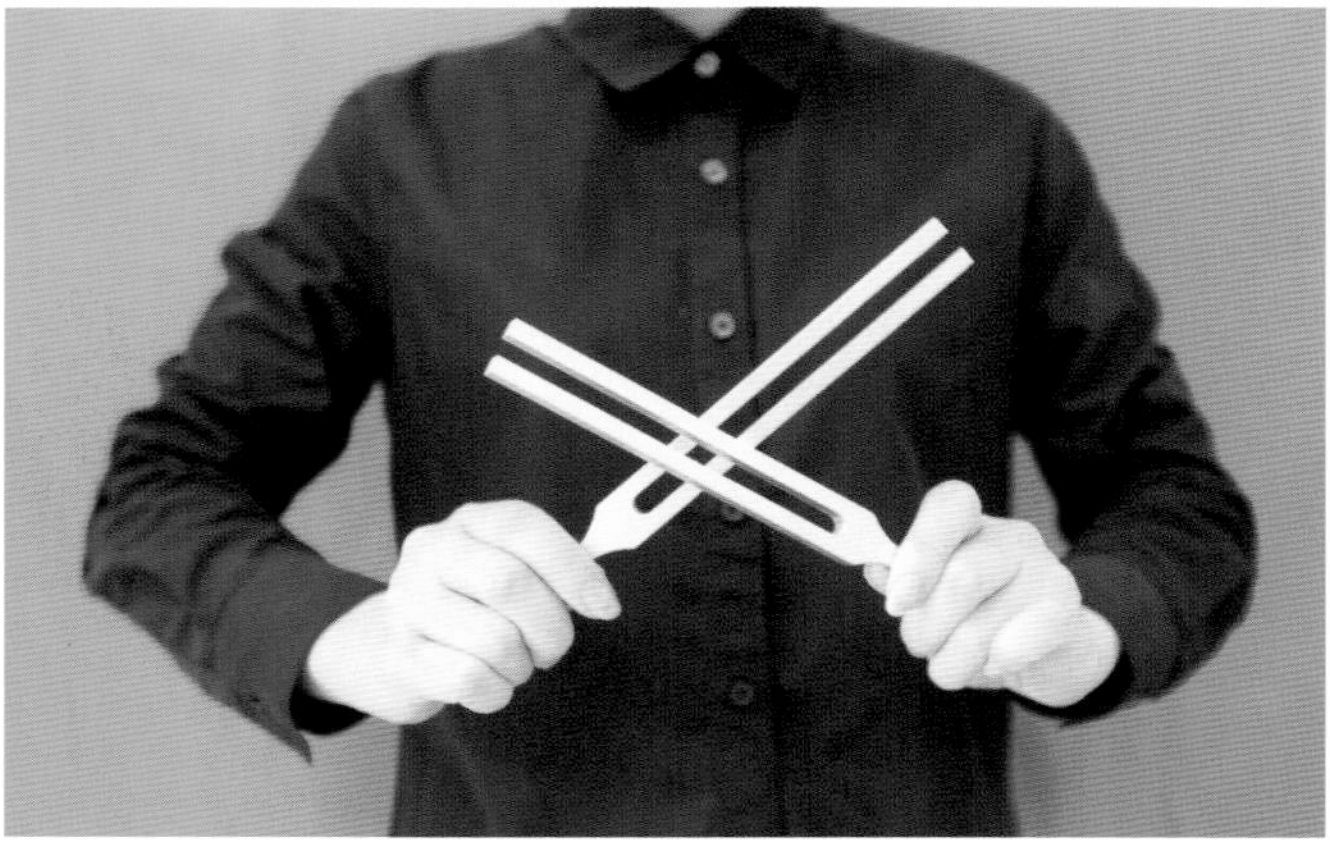

（3） 当てる部位は１本と同様に下から三分の一の部分、可能な限り2本の角度を直角（90度）にクロスさせ、わずかにひねって角と角が当たるようにします。
そして、両方の音叉の力加減を均等にして鳴らします。これも、木の小枝がしなるようなイメージだと上手くできます。出切る限り腕の力を抜いて、柔らかくソフトに鳴らすのがポイントです。

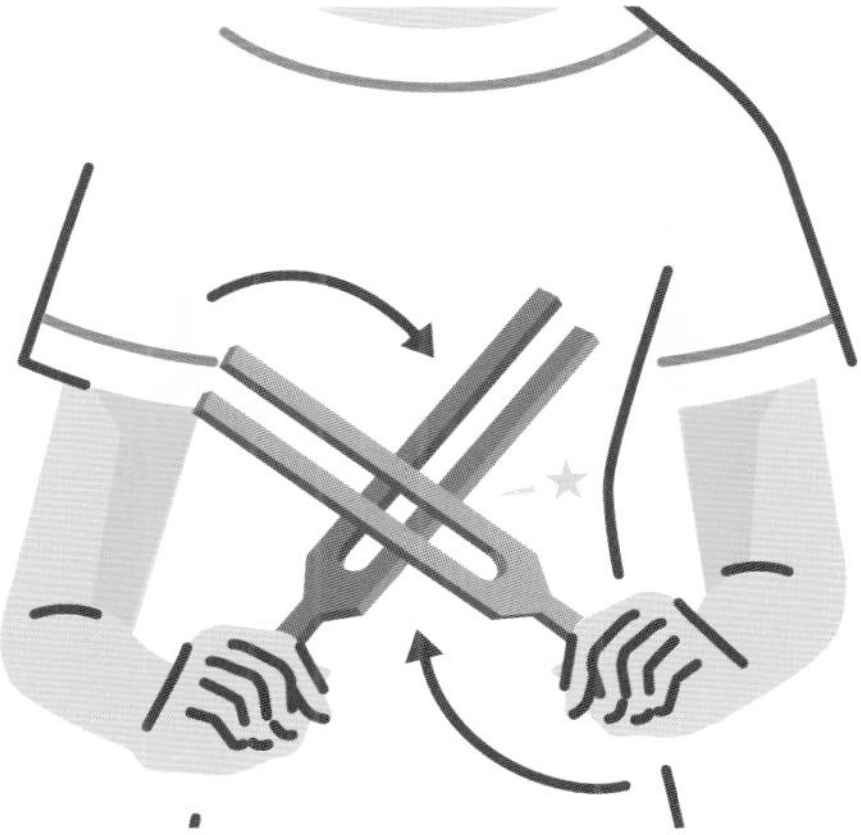

（4）1本同様、音叉の先端が少し後ろにもどります。
先端だけを当てて鳴らすと、大音量は出ないものの振動が伸びず、何度も叩く必要が出てきてしまいます。

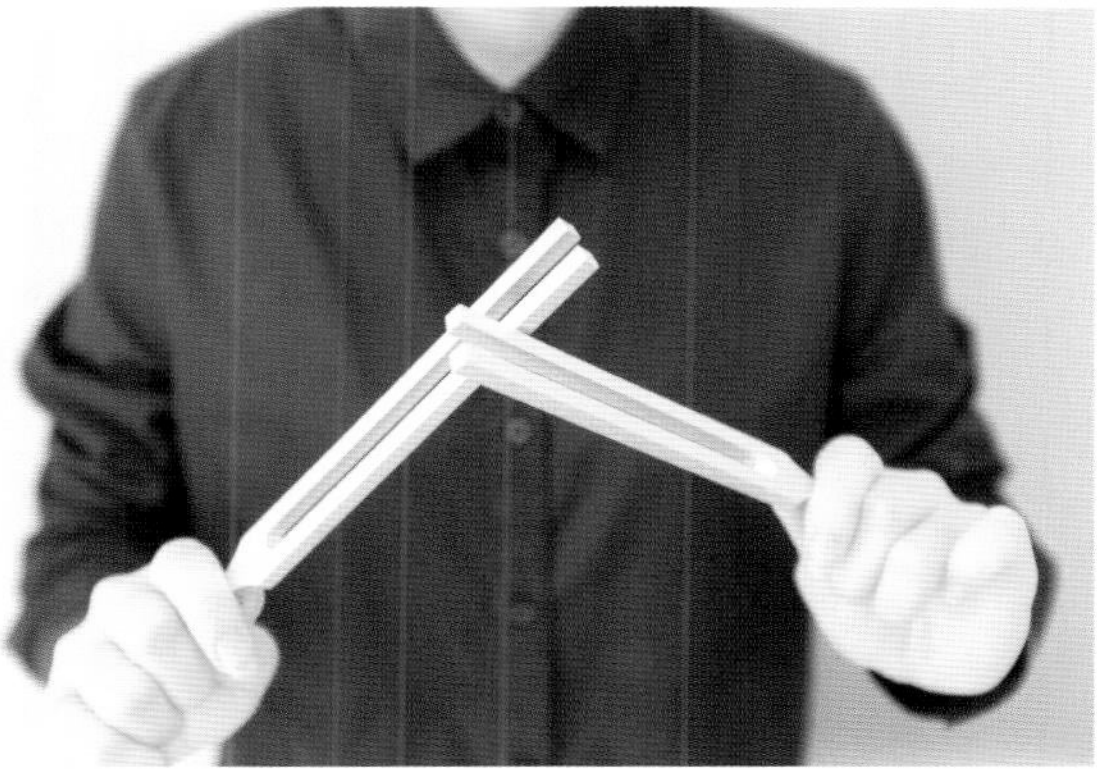

悪い例

先端だけを当てて鳴らすと、大音量は出ないものの振動が伸びず、何度も叩く必要が出てきてしまいます。

メインテナンス

音叉の場合、使用後は特に手入れ不要で非常に楽なのが嬉しいセラピーです。もし必要なら軽く拭きますが、水などを使って洗浄しないように注意しましょう。長時間、強く叩き過ぎると、まれに、錘部分のネジが弛む場合があります。その際はネジを締めてください。

音叉で一番注意すべき点は温度です。音叉は基本的に20度で周波数を調音しています。音叉の材料は金属ですから、極端な高温・低音は周波数に影響を与えます。ステンレスの場合はそれほど注意は必要ありませんが、一般的に販売されている音叉の大部分はアルミ製ですから注意が必要です。

通常の室温なら、あまり神経質になることはありませんが、炎天下、外に放置したり、真冬、寒い場所に置き忘れたりしないよう気を付けてください。人間が心地良い温度が音叉にも心地良いのです。飛行機で移動する時などは、できれば機内持ち込み手荷物の中に入れることをお勧めします。

（注1）ゴム素材にも硬度がいろいろあり、マレットと一言で言ってもゴム製・木製と多様です。実際に鳴らしてみることが一番です。

（注2）バイノーラル・ビートに関しては、その扱いにいろいろな目的があるようです。記憶量増進や快眠、ダイエット、さらには体外離脱などの目的もあります。論文が複数出ているとは言え、十分に理解して使いましょう。

音叉
コラム
④

熟練の匠の技で、究極の美しい音叉が出来るまで

皆さんは音叉がどのように作製されているか、ご存知でしょうか?

形が単純だから、機械でカチャカチャ簡単に大量生産されていると思っていませんか?


もちろん、大量生産されている音叉も沢山あります。

アルミ製音叉の場合、インド製、中国製、アメリカ製のほとんどは、工場で機械的に作製されています。


でも、日本でしか作っていない究極の〝手作りステンレス製音叉〟があります。

この音叉は、熟練の職人さんによって驚くほど複雑で精密な工程を経て、1本1本手作りされ、愛情こめて生み出されています。

私たちが誇れる、日本の芸術品といっても過言ではないでしょう。


ここまで丁寧に心をこめて誕生した音叉ですから、お手元に届いたらどうぞ大切にしてください。

何度も買い換えるものではありませんから、一生の価値ある音叉を手にしてください。お気に入りの逸品、最高の音叉を手元に置き、毎日を楽しく健康に暮らしましょう。

ステンレス音叉の製作工程をご紹介します。
(すべて1つ1つ職人さんの手作業です)

1. 粗研削

原料の金属の表面を、グラインダーで削って不要部分を取り除きます。

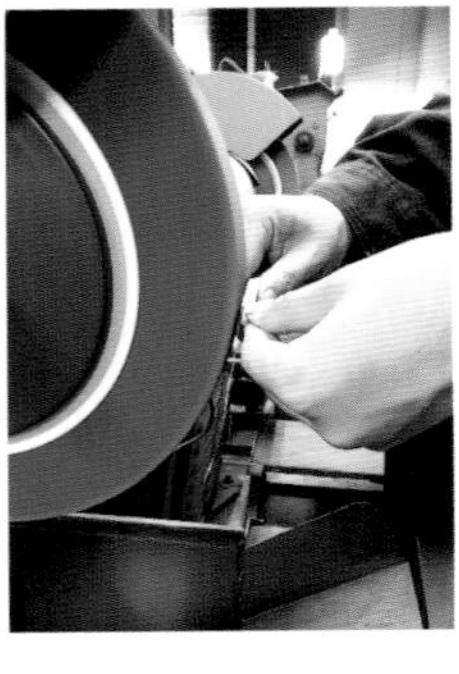

2. 切断

音叉の大まかな形に成型した金属の中央部を、切断機で切断してつなぎ目を取り除き、U字型を作り出します。

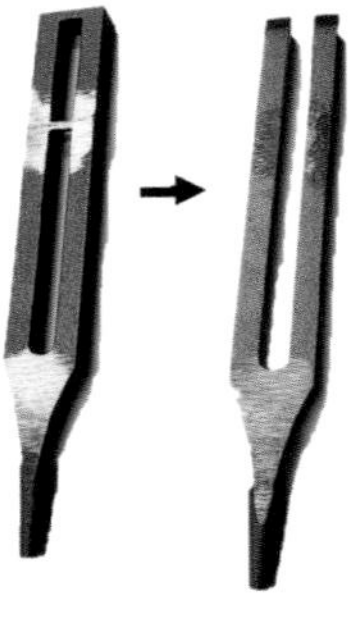

3. 曲がり直し

今度はハンマーで丁寧に叩いて、音叉の歪みや曲がりを修正し均一にする作業を行います。
左右のバランスをとりながら、少しずつ調整していくプロセスです。これは職人さんの腕の見せ所でもあります（簡単なように見えますが、実はこの作業が出来るようになるまで最低３年かかるといわれています）。

4．研磨第1回目

研磨工程は複数の段階で行いますが、まず一番最初の研磨です。

この段階ではまだまだ表面が粗く汚れているので、研磨機で磨き上げて傷と凹《へこ》みをとります。

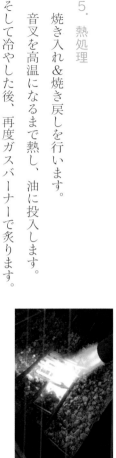

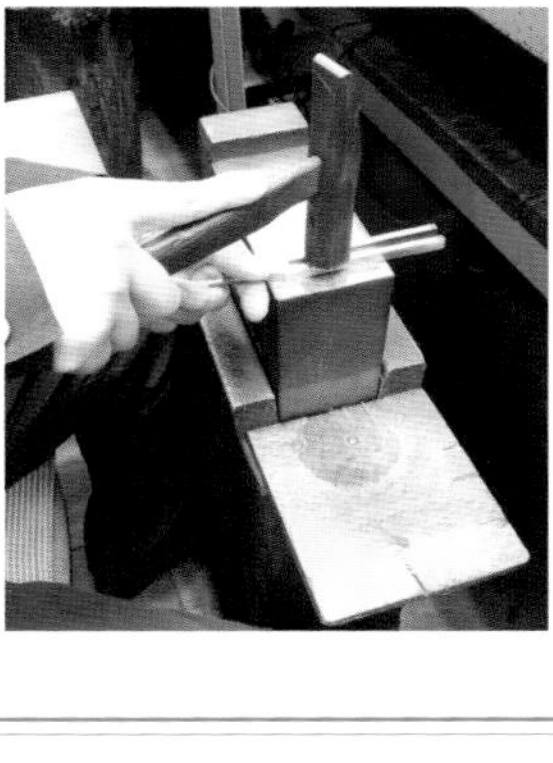

5．熱処理

焼き入れ&焼き戻しを行います。

音叉を高温になるまで熱し、油に投入します。

そして冷やした後、再度ガスバーナーで炙ります。

このときの焼き入れ温度は、なんと１０００度にもなるとか！　夏は本当に大変ですね。熱い工房でのプロの丁寧な作業には頭が下るばかりです。

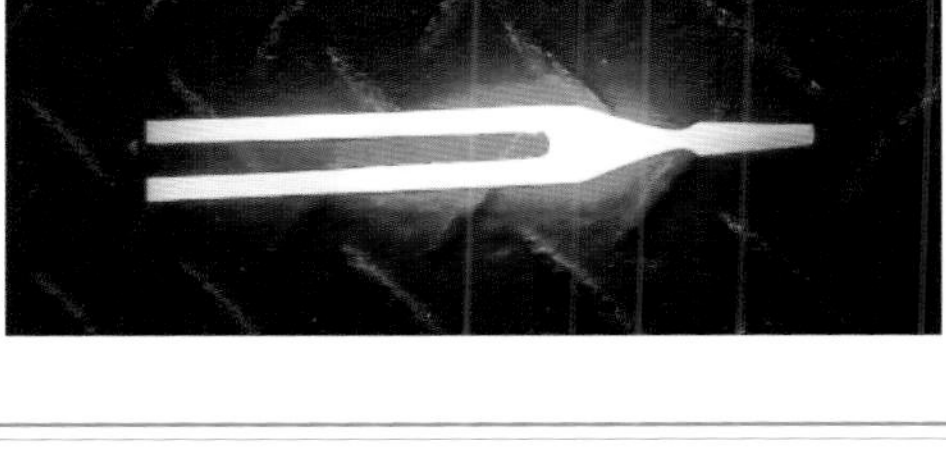

ちなみに

・焼き入れ↓温度を１０００度近く上げてから、専用の油に投入します。温度を急速に冷却することで金属の硬度が上がるのです。しかし、この過程では、金属の硬度は上がりますが、金属の靭性（粘り）が低下して、脆くなってしまう問題があります。そのため、焼き戻しが必須プロセスとなります。

・焼き戻し↓金属の靭性（粘り）を得るために、もう一度400度近くまで再加熱します。ここがポイントです！　焼き入れしただけでは硬すぎて音叉は鳴りません！　この焼き戻しという手間をかけて金属の粘り強さを出してこそ、長く鳴る音叉が生まれます。

6．研磨第2回目

表面的な部分を再度細かく丁寧に研磨していきます。４種類以上もある研磨用の研磨ベルトを使い分け、より細かく磨き上げていくのです。

7．調音第1回目

周波数を音見本に近づける作業です。

ここまでのプロセスを経てきた音叉の卵は、ここでやっと最初の調音の段階になります。この時点では周波数は低いので、周波数を音見本に合わせて、聞き比べながら研磨ベルトで先端を削り、うなりをなくしていきます。

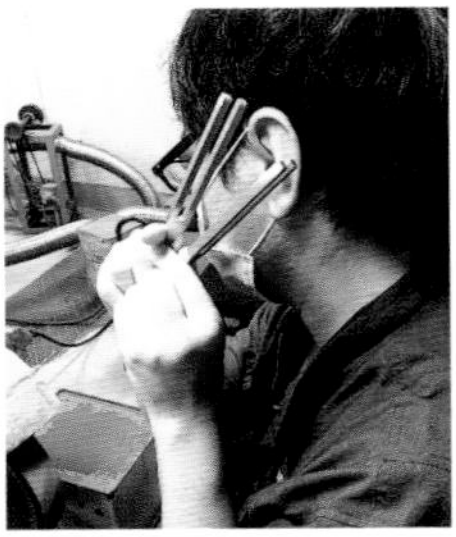

先端を削って周波数を高く調整するのは、他のほとんどのアルミ音叉やメーカーでも行われていますが、周波数を低く調整する場合、U字の部分を削ります。このU字部分で調音するのは株式会社ニチオン独自の技法です。つまり、U字部分が削れているのは正しく調音している証拠になります。残念ながらこのことを知らない方が、「削れている」と言ってクレームをつけてくることもあるそうです。みなさん、是非知っておいてくださいね。

8. 仕上げ研磨

最終的に表面に美しい光沢を持たせるためにピカピカに磨き上げます。少しでも傷や汚れがないように、滑らかな金属の輝きを生み出します。職人さんの絶妙な熟練技術も光る作業です。

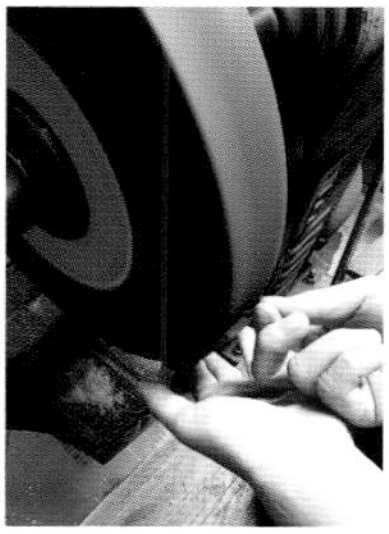

9. 調音第2回目

もう一度、最後の調音に引き継ぐための調音を行います。実際には音見本よりも0・1Hz高めに調音します。この調音の作業は驚くほどデリケートな重要プロセス。神経を使う作業です。調音のためにヤスリがけを行うと、音叉の温度が上昇し熱膨張が起こってしまいます。熱膨張が起こると周波数が低くなってしまいます。そのため、何度も音叉を冷やしながら状況を見て、コツコツとじっくり慎重に調音を行う必要があります。

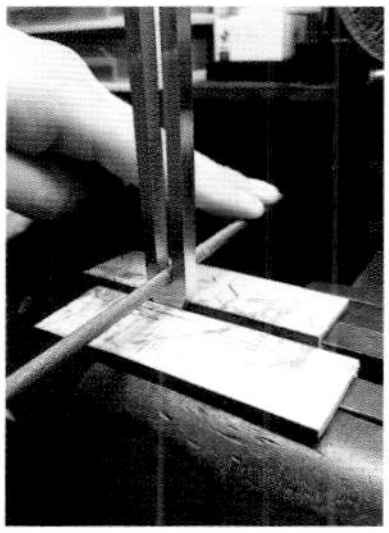

10. マーキング

周波数の数字や文字を、専用のレーザーで焼いて印字します。文字だけでなくイラストやロゴも可能です。当協会も「日本音叉療法協会特別仕様」と印字していた時期がありました。工場での作業はここまでとなります。

11. 最終調音

最後に工場から調音室に移動して、最終調音が行われます。これは本田相談役（株式会社ニチオン前社長）の「神の手」によるものがほとんど。長年の経験から生まれた匠の技が輝く瞬間であり、音叉に生命が吹き込まれる感動的なプロセスです。1本1本丁寧にヤスリを入れて、周波数の誤差が±0・05Hz以下になるよう調整していきます。

想像以上に複雑な工程を経て、素晴らしい音叉が生まれています。

一生懸命、素敵な音叉を作り続けてくださっている職人のみなさん、本当に有難うございます!!

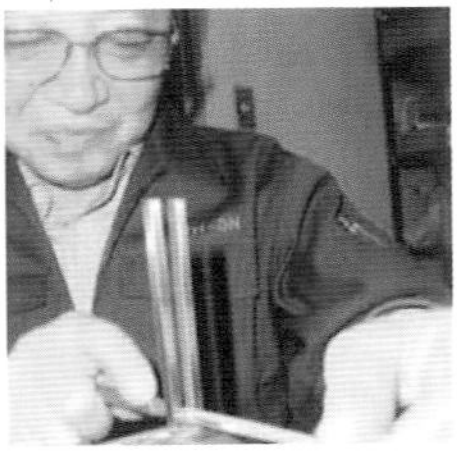

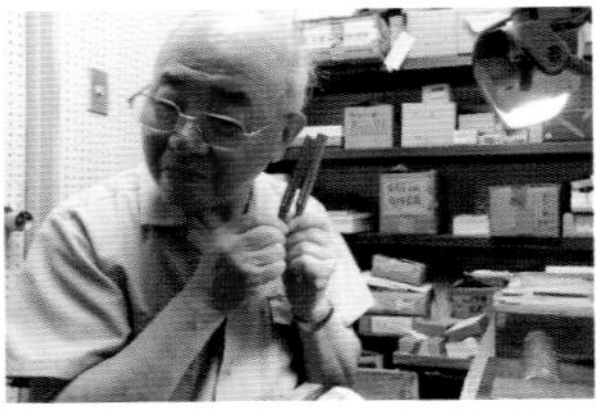

第5章

音叉セラピー［理論編］

その思い込みは大丈夫？

少しだけ、音と振動の理論を学びましょう。

大音量で音叉セラピーをやっている人を見かけると、「音叉」という名前の中にある「音」という文字のイメージが強すぎるのかもしれない、と思うことがあります。

人はそれぞれ、自分の立場で独自のメガネをかけています。バイアスあるいは先入観といったほうがわかりやすいでしょうか。例えば、ニンジンがあるとします。うさぎを飼っている人であれば、「このニンジンを餌にしてあげよう」と思うかもしれません。ニンジンが嫌いな子どもなら、「どうやって残そうかな」と悩み、主婦なら「産地はどこで、価格はいくらかしら」と考えるかもしれません。ニンジンという同じ1つの物体に対して全く観点でとらえていますよね。

同じことが音叉を扱う人にも起きているかもしれません。音叉を扱う時や音叉セラピーを施術する時、このようなメガネをかけている危険性をもう一度自分で確認してみて下さい。つまり、音叉は「音」という文字が入っているから、音＝音量（ｄＢ）で効果がある、そして耳で聞くものだ、という思い込みです。音が振動であるなんて、よっぽどスピーカーに詳しい人でない限り、日常生活ではそんなに身近に実感することがないですよね。むしろ私たちにとって一番身近な音は音楽でしょう。なんとなく「音」楽っぽいからリズムやメロディーのように聞くものなんだろうなぁって、思っていませんか？

むしろ、サウンドセラピーとかチューニング・フォーク・セラピーと言うカタカナの言葉で表現したほうが、「音」の文字が入っていないので、素直にとらえて頂けるかもしれません。

そしてまた、ＳＮＳや動画などで拡散されている情報が必ずしも正しいとは限らないのです。誰かが動画で行っていたからといって全部信じて鵜呑みにしないでください。自分を認めて欲しい願望で、大げさに「パフォーマンス」している人も沢山います。

ちょっと回りくどくなりましたが、つまり言いたいのは、あなたの思い込みは大丈夫ですか？　イメージだけで勘違いしていませんか？　ということです。

重要なのは、第1章でお伝えしたように、「音」のどのような側面を使ってセラピーをするのか、です。音叉セラピーはあくまでも「振動」を生かしたセラピーです。音量ではありません。その大前提をもう一度確認してください。

余談ですが、本質をしっかり理解していれば面白い発想が生まれることもあります。時計メーカーの人が「音叉の振動で時計を動かせないだろうか」と考え、１９６０年代には音叉の振動で動く「音叉時計」を発明し、とても人気があったそうです。次第に水晶時計におされて、いつしか消えていきましたが・・・。音叉が正確に振動することを上手に応用されていて、さすがです。とても興味深いですね。

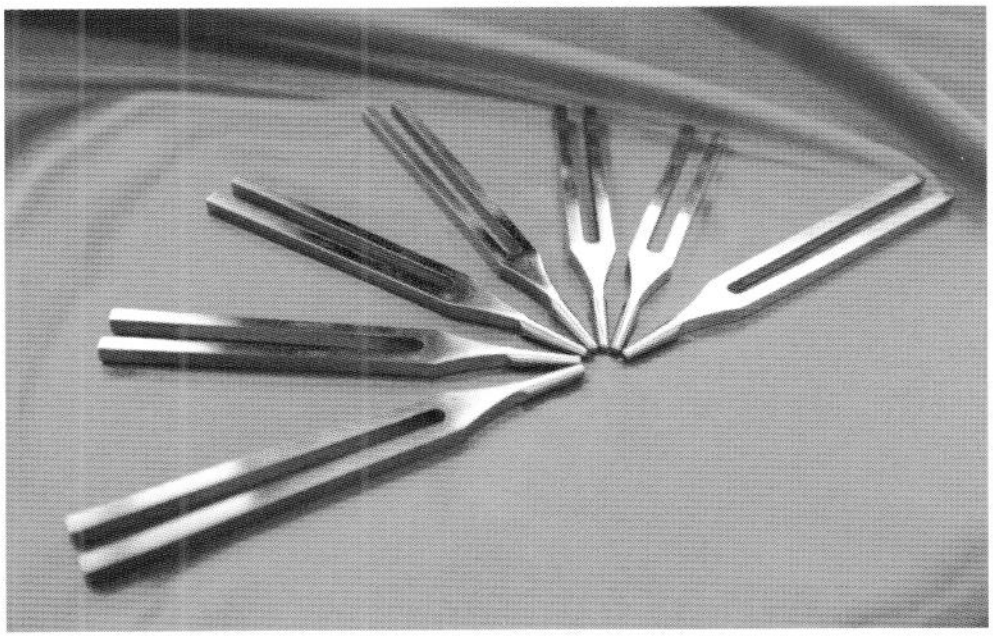

振動から生まれる「周波数」が最も大切

音叉は「振動する」ことによって「1つの周波数を生み出し」ます。

振動が発生するためには何らかの作用が必要です。例えばバイオリンを弾くには弦を動かす必要があります。これを「振動源（入力）」と言います。振動を発生するもの自体は「振動系（システム）」と考えましょう。つまりバイオリン自体ですね。そして、この振動源が起こした振動系の動きが、「応答」となります。バイオリンの奏でる音色が「応答」です。

音叉をスローモーションで叩いたイメージを想像してください。音叉の場合、

振動源＝何かで音叉を叩く
振動システム＝音叉自体
応答＝音叉が振動する（つまり単一の周波数が発生し、純音が出る）

以上が一連のプロセスとなります。

私たちが音叉セラピーを行う時、この「応答」、つまり振動をできるだけ長続きさせることが重要です。ですから、「振動源」となる鳴らす力加減は、いかに振動を長続きさせることが出来るかを考慮した刺激がベストになります。「ガツン」とした強い衝撃では、むしろ振動が止まってしまい、伸びやかに、じっくり振動を続けることはできないのです。

そして、このプロセスを見て分かるように「振動源（入力）」は、結果として起きる「応答」とは全く違います。ですから「振動源（入力）」で大音量を出したからと言って、「応答」が作用するセラピー効果が高くなるわけではないのです。音叉を何かで叩いた時、「ガツン」とか「カーン」といった金属の衝撃音がしますが、この「カーン」で癒しているのではないのです。もしかしたら、あなたはこの「カーン」で癒されると思っていませんでしたか？

その鳴らした音叉を耳の近くに持っていってかざすと、「ブーン」という音がします。これこそが振動系の「応答」、つまり「周波数」です。本当の癒しの根源はここにあります。多くの人が間違いやすいところなので、焦らずじっくり理解してください。私は常に、生徒さん達に「カーンではなくてブーンが大事」と説明します。そして、「木の枝をしならせるように、バウンドしながら鳴らしましょう」と伝えています。「ブーン」の振動が長続きするのは、柔らかくしなやかに、的確な力加減で鳴らした時です。音叉セラピーは静かで美しくエレガントなセラピーなのです。暴力的な金属音は要りません。特に錘の付いた音叉は、強く叩き過ぎると錘同士がぶつかってしまい、「ガチャン」と嫌な音を立てて振動が止まってしまいます。しかも、錘を固定しているネジ部分が弛みやすくなり、周波数が変わってしまうおそれもあります。

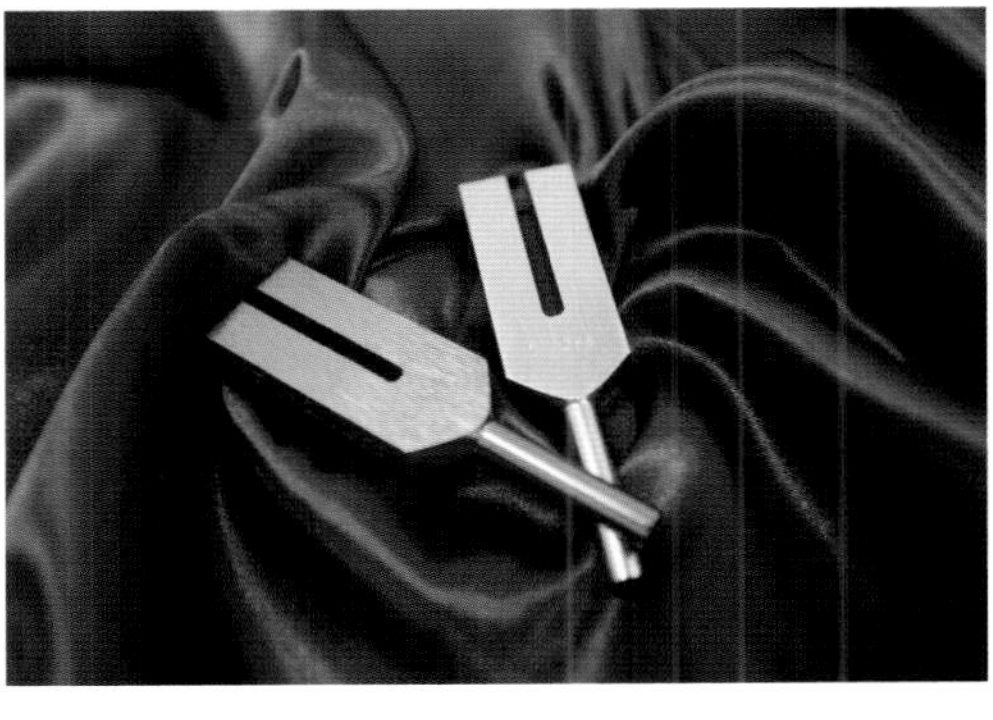

音叉の「周波数」が癒しを生み出す

では、振動して発生した「周波数」とは何でしょう？

目には見えないけれど、音叉が動くことによって空気の粒が密度を変えて伝わります。そうすると粗い部分と、密な部分が生まれます。池に小石を投げ入れた時、広がっていく波紋を思い出してください。簡単に説明すると、この波がいくつあるか、それが周波数＝音の高さを言います。波の数が少なければ低い音に、波の数が多ければ高い音になります。つまりこれは、1秒間に何回振動したかを表すもので、単位はＨｚ（ヘルツ）になります。19世紀後半の電磁物理学者Ｈ・Ｒ・ヘルツ博士がつけた単位ですが、ドイツ語でヘルツは英語でハートだとも聞きました。つまり、「心」ですね。メンタルにも奥深い影響を与える周波数の単位が「心」だなんて、とても不思議な巡りあわせで、偶然とは思えない気がします。

次に音響の物理的定義です。

音の特徴を表現する時に、「音の3要素」として、「音の大きさ」「音の高さ」「音色」と簡単な説明が一般的に良く挙げられます。少し抽象的でわかりにくいですよね。これは実は、とても心理的な用語です。正確には物理学専門用語の定義ではありません。もっと厳密に考えると「音圧と音の強さ（音の大きさ）」、「基本周波数（音の高さ）」、「周波数特性（音色）」となります。音の三つの要素と言いながら、三つのうち二つは周波数に関連することに注目して下さい。やっぱり主役は周波数なのです。

理解しやすいように視覚的にグラフで考えて見ましょう。音叉は「純音」、つまり1つの周波数を出すのでした。これは一定の規則正しい周期「正弦波（サイン波）」を出します。

高校の物理学の教科書にも載っているので、見たことがある人もいるでしょう。この波の振幅が音の大きさ、振動数が音の高さです。数式は、周期（単位秒）をｔ、周波数（単位Ｈｚ）をｆとすると　ｆ＝１／ｔとなります。音の振動は目に見えないので、一部の人には怪しいと誤解されがちですが、目に見えないものが怪しいと思うのはもう時代遅れの思い込みです。私たちは目に見えなくても電磁波を活用して電子レンジやスマホ、パソコンを使っていますよね。同様に、音の振動はこのように数式ですっきりと端的に表現できる科学的なものです。全く怪しいものではないことをご理解いただけると思います。

もちろん、音叉セラピーを目的とする私たちには、この式の暗記は不要です。

私たちが一番知っておかなければならないのは、音の大きさ

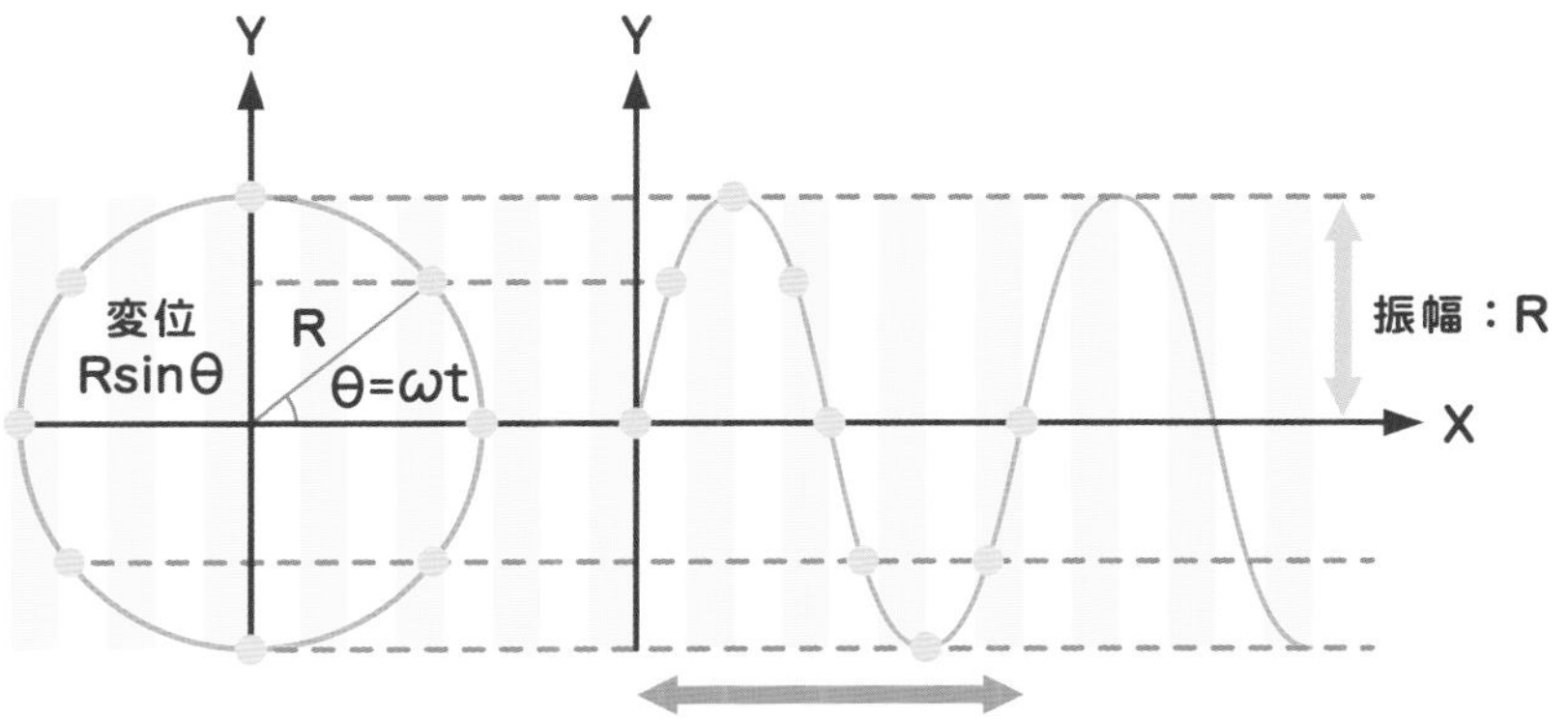

はｄＢ、周波数はＨｚで、「単位」が全く違う、つまり「次元」が全く違うということです。

ですから、音が大きければ効果があると考えている人は、音の大きさ＝ｄＢで癒そうとしているのです。でも、「音叉は周波数Ｈｚで癒す」ということは、先ほど説明したとおりです。ここを今一度、しっかり理解してください。

大切なことですから、重ねて強調します。「大音量≠効果大」です。むしろ、大音量は聴覚に強刺激を与え過ぎて頭痛を引き起こし逆効果となります。心地良い振動で癒しましょう。癒しは修行でも我慢比べでもないのです。

すべてものは振動し、周波数を生み出している

面白いことに、振動を客観的に可視化する装置があります。板の上に砂をまいて異なる振動を与えると、振動によって描く形状が異なるというものです。18世紀に「音響学の父」と言われた、音楽家で物理学者でもあるＥ．クラードニの名前をとって、これを「クラードニ図形」と呼んでいます。

その後、スイスの医師で物理学者のハンス・ジェニーがさらに研究を進め、「サイマティックス」として発表しました。ぜひこの先駆者達の名前でインターネットを検索してください。美しい模様が描き出される、色鮮やかな図形が沢山アップされています。まさに周波数が生み出した美しい芸術作品、引き込まれる不思議な魅力があります。周波数が踊っているようにさえ感じる躍動感が有ります。それぞ

れの周波数が自分らしさを表現するように、低い周波数はシンプルな形状に、高い周波数は繊細な図形を生み出します。

周波数によって、形状が決まるとしたら・・・逆も考えてみてください。すべての形状のあるものは周波数の影響を受けるということです。世の中のものはすべて振動していて、固有の周波数があります。電子から始まって、ＤＮＡ、細胞、血液、骨、各臓器等々、私たちの身体は、周波数のミルフィーユなのです。

そういえば２００２年、ニュートリノの発見で小柴昌俊博士がノーベル物理学賞を受賞したのを覚えていますか？　このニュートリノも振動しているということを突き止めて、２０１５年に梶田隆章博士もノーベル賞に輝きました。

なんだかすごく難しそうな最先端の量子物理学の「超ひも理論仮説」ですが、何のことはない、簡単に言えば、すべての素粒子が紐でできており、その振動によって素粒子の性質が変わるのではないかというお話です。

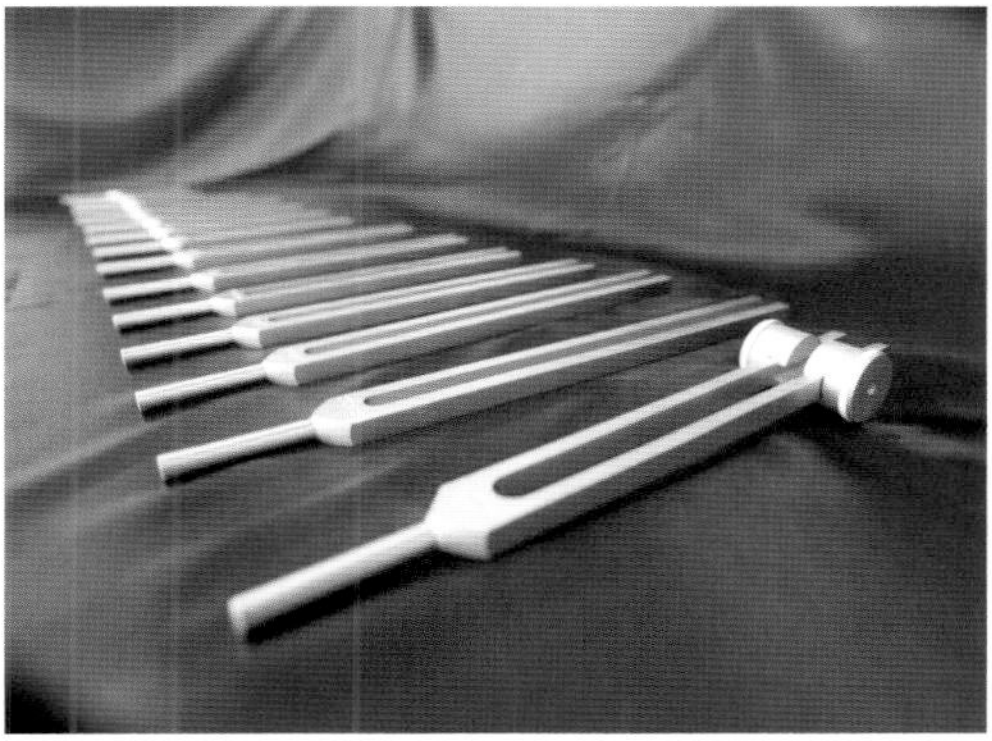

つまり、究極の結論が「すべてのものは振動している」、なのです。

施術者と患者の「共鳴」が深い癒しにつながる

もう1つ、知っておいていただきたいのが「共鳴」です。共鳴は同じ性質のものが反応しあうことです。音叉の共鳴箱の実験は良く知られています。同じ周波数の音叉を並べ、片方を鳴らしてすぐに止めても、もう1つの音叉が鳴り出すというものです。学校で実験をしなかった人は、是非動画で検索してください。

すべてのものには固有の振動があり、それが強い振動を引き起こします。この共鳴は特殊なものではなく、普段から生活のさまざまな場面に沢山存在しています。公園の縄跳びやブランコ。ワイングラスのふちを指で擦ると音が出ます。ちなみに、病院で検査に使うＭＲＩも、正しくは核磁気共鳴画像法（magnetic resonance imaging）と呼ばれる共鳴装置の1つです。構造工学の研究者は、建築物が地震や暴風で振動し、共鳴して壊れないように頭を悩ませています。19世紀のイギリスやフランスでは、つり橋の上を歩いていた軍隊の同じ歩調がつり橋と共鳴し、つり橋が壊れたという惨事もあったようです。

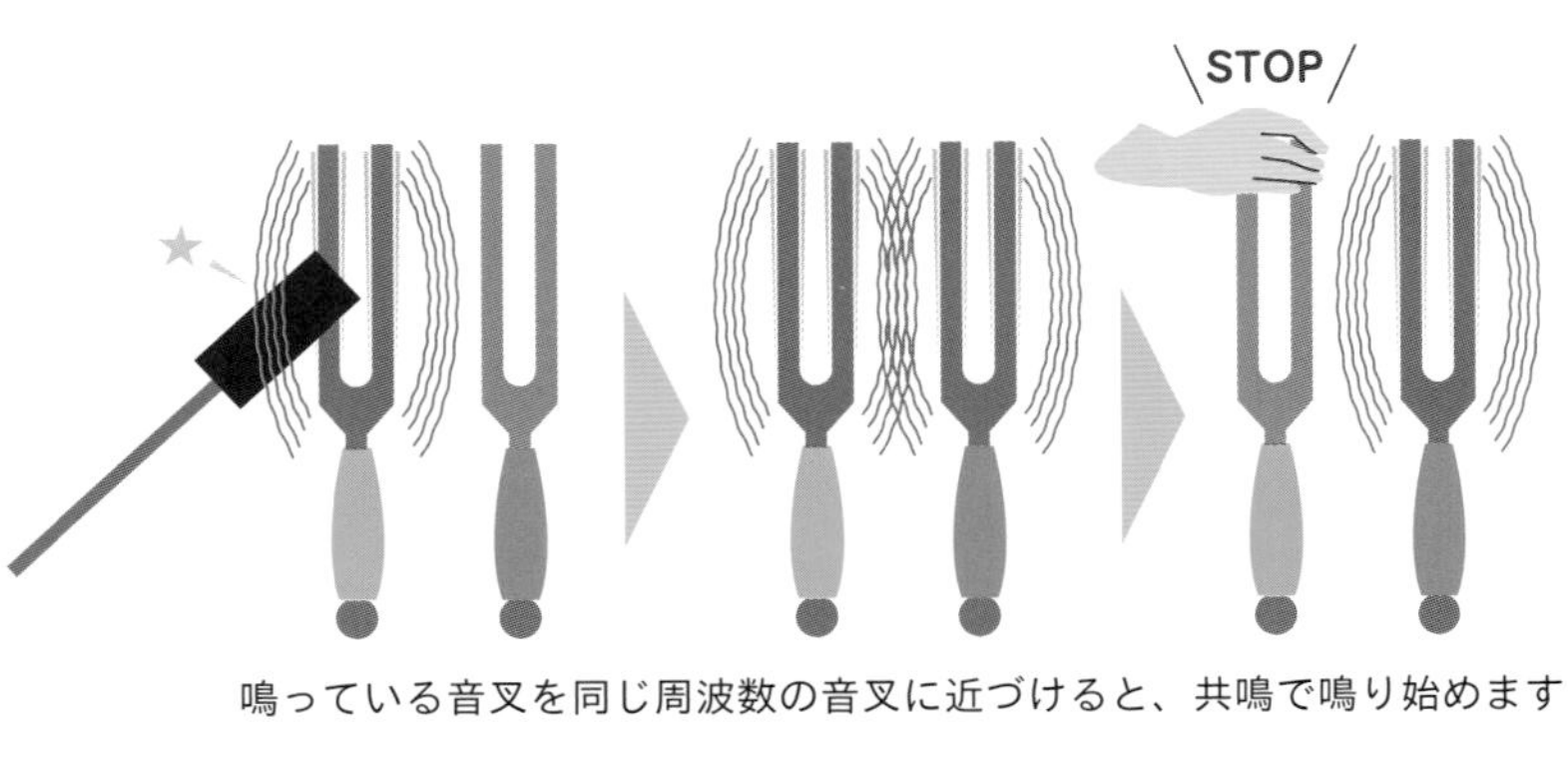

鳴っている音叉を同じ周波数の音叉に近づけると、共鳴で鳴り始めます

見えないものも同じかもしれません。例えば、日常の会話の中で、「あの人とは波長があう」と言ったりしませんか？　無意識にそう感じているのではないでしょうか。日本語だけでなく英語でも同じような表現があるそうです。人間は世界中で共通していますね。

アリック・バーソロミューはこの共鳴をとても美しい言葉で表現しています。「共鳴とはコミュニケーションと反応を伝える言葉であり、エネルギー的な情報がある物体から他の物体に移る方法である。それは調和を生み出すメカニズムでもある」(注2)

広い視点で考えたら、共鳴が宇宙を作り、自然を動かしていると言っても過言ではないでしょう。

音叉は共鳴を引き起こします。そしてあなたの意識も。施術の場において、患者と施術者の共鳴は深い癒しにつながります。音叉と音叉の共鳴のように、動いていないものが共鳴によって動き始めます。まるで眠っていた何かが、共鳴で揺り起こされ、目覚めて活動し始めるように。だからこそ、音叉セラピーでは「共鳴」というキーワードが非常に重要になるのです。

(注1) 古代ギリシャのピタゴラスは紀元前500年の当時すでに、すべてのものは振動しているという学説を立てていたようです。そのため、「世界最古の超ひも理論学者」と冗談交じりに言われることがあるそうです。そしてその振動で癒しも行っていたと言われています。

(注2) アリック・バーソロミュー「自然は脈動する」　野口正雄訳　日本教文社　2008

音叉コラム⑤

聴覚障害者に音叉セラピーは効くの？

・・・振動と医学をちょっとだけ

『音叉セラピー』には、「音」という文字が入っているので、音楽的なメロディーをイメージされる方も多いかもしれません。つまり、「音＝聴覚にアプローチする」と考えがちです。

「耳の悪い人には、音叉セラピーは効かないのですか?」というお問い合わせを時々いただきます。そんな時、私は、「全く問題ありません。むしろ、聴覚を他の感覚で補っていらっしゃる分、感性が豊かなのでとても向いています。同じ理由で、視覚障害者にもとてもお勧めです」と答えています。

私の生徒さんで、盲学校の先生をしている方がいます。その学校に、ヘレンケラーと同じように、「見えない」「聞こえない」「話せない」という障害を持つ子供がいました。先生は、その子供に、音叉を振動させて感じ取ることを教えました。そうすると、その生徒さんはとても喜んで興味を持ちはじめ、何かあるたびに音叉をやって欲しいとせがむようになったそうです。

音叉は振動です。「聴覚」ではなく、「振動感覚」にアプローチします。

音叉を強く叩いて鳴らした時の〝カーン〟という音、これは聴覚で捉えます。しかし、本来、音叉の持つ周波数の〃ブーン〃という静かな音は、振動ですから「振動感覚」で捉えます。また、直接身体に当てた時も振動として身体全体に広がります。

この振動を、もう少し医学的に見てみましょう。

振動感覚は「触覚」に分類されます。五感といわれる「視覚」「聴覚」「嗅覚」「味覚」「触覚」の一つです。触覚は視覚の次に情報を脳に送る量が多く、1秒間に10^6bitもの情報量を処理するといわれています。

触覚を受け取るセンサー（触覚の受容器といいます）は皮膚に存在し、特に両手と顔面に多いのです。

よく手を刺激すると脳が活性化するといわれますが、大脳の触感覚領域は非常に広く、特に手で発達しています。そして、振動を受け取るセンサーも手にとても多いのです。手足に東洋医学のつぼが多いのも、この理由からでしょう。

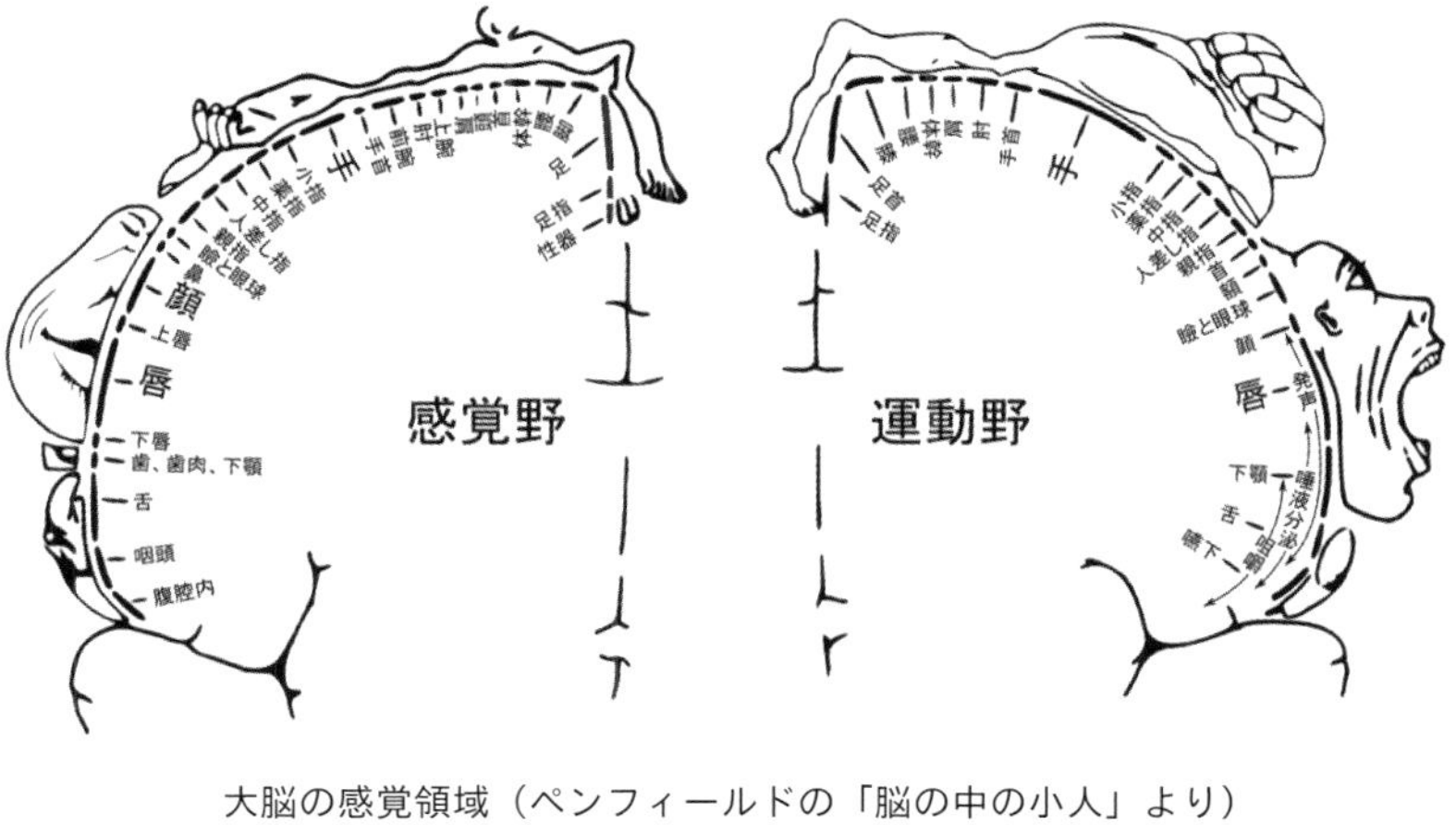

大脳の感覚領域（ペンフィールドの「脳の中の小人」より）

ＴＦＴレベル２講座では、音叉セラピーでのハンドトリートメントを行いますが、非常に理にかなっていることが、脳と触覚の関係からも分かります。

手の音叉セラピーで脳を活性化して、高齢者も元気に生き生き暮らす時代ももうすぐ来るかもしれません。なにより、ご自身でテレビなどを見ながらセルフケアできるのが良い点です。

また、音叉でのフェイシャルをなさると、高齢の方は意識がはっきりし、言動がしっかりしてきます。同伴されてきたご家族が驚かれることも度々あります。これも、脳に良い刺激を与えている証拠ではないかと考えています。お顔が若々しくなって、さらに脳も元気になるなんて、とっても素敵なセラピーですね。

現在、振動と皮膚の関係はロボット工学の分野で研究が進んでいて、複数の学術論文も出ています。

もうひとつ、皮膚にある表在感覚とは別に、骨格筋・腱・関節には深部感覚という感覚があります。身体に直接音叉の振動を当てると、こちらの感覚にも作用します。筋腱に振動を与えると、「運動錯覚」という現象が起きます。この運動錯覚を利用して、リハビリ効果を向上させる医学的な研究がいま、とても注目を集めており、複数の実験が行われています。骨折患者の痛みの軽減と運動機能の改善などが確認されていますし、脳卒中後のリハビリでも振動が効果あることがだんだん分かってきました。音叉の振動を使って、自宅で気持ちよくリハビリできる日も、そう遠くはありません。

振動の医学的利用の実証研究は、いままさに最新のデータがどんどん出ているところです。

そしてまた、視覚障害・聴覚障害の方にもどんどん音叉セラピーを体験していただきたいと願っています。むしろ、感性が優れているので音叉セラピストに向いていると思います。

日本の鍼灸の技術を高め普及した杉山和一は盲人でした。彼は72歳で将軍・徳川綱吉の鍼治振興令を受け、世界初の視覚障害者教育施設とされる鍼術講習所を開設しました。

誰でも、どんな人でも、あなただからこそ出来る事があります。音叉セラピーが、障害を持つ方々の就業支援の一部になる日が来ることを願っています。

第6章

音叉セラピー
［実践編］

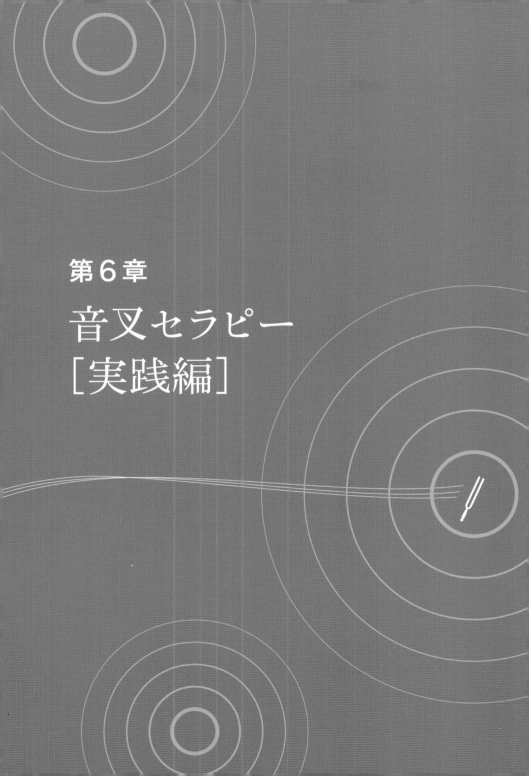

音叉セラピーを学びたい方は、何故か、今まで他の施術やセラピー等に関わったことがない方が多いようです。音叉の音色に魅せられて直感で、というのも素晴らしい動機ですが、施術やセラピーは患者に対して重大な責任のある行為になります。まして、効果の高いセラピーなら、セラピストとして知っていなければならない重要事項もたくさんあります。

～施術者の心構え～

人間にしかできない音叉セラピー

まず、なぜ音叉セラピーは人間が行うのでしょう？　機械で周波数を出せば精密に一定の振動が持続発生可能なはずです。実際、そのような治療法も存在します。今後、ＩＴ技術が進み、高い知能のＡＩが普及すれば、医療・福祉は大幅に変革されることでしょう。既に病理画像診断では、医師よりも評価能力が高いと実証されてもいます。機械化・ＩＴ化の波は治療現場に押し寄せるでしょう。それでも人間が行う施術はなくならない、むしろ、人間が関わることにこそ意義があるのです。人間には「意識」があるからです。

音叉セラピーは単に周波数をかざしてリラックスすることが目的ではありません。前述した音叉療法先駆者のbeaulieu博士は、「音の癒しの基本原理は、物理的、感情的、心理的現象は潜在的なエネルギー場によって起こっているということである。したがって、もしエネルギー場を変えると、物理的、感情的、心理的な行動パターンもまた変わる」と述べています。(注1)

最初にお伝えしたように、音叉セラピーは、エネルギー療法の分野に当てはまります。物理的に音波はエネルギーですが、それ以上に深い部分にアプローチします。第5章で説明した〝共鳴〟を覚えていますか？　人間同士も共鳴します。音叉の共鳴が手助けしてくれればなおさらです。

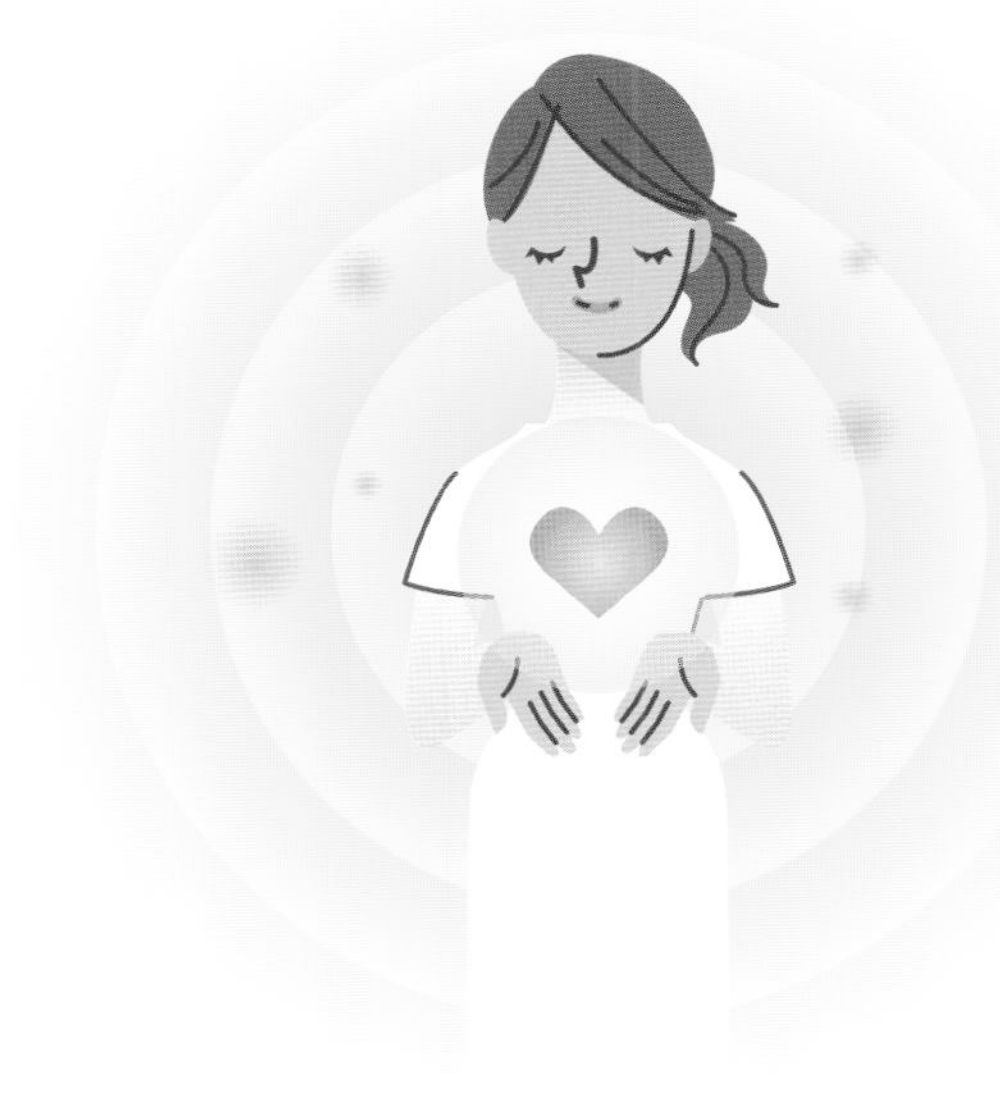

「祈る心は、治る力」の著者で、祈りを科学的に分析し実証研究したラリー・ドッシー医学博士によれば、祈り、つまり相手に意識を向けて幸せを願う行為は、効果が実証されていると結論付けています。

（注２）アメリカではこのような研究が盛んで、１９９５年には既にハーバード大医学部で、「医療における精神性と治癒」という会議が開催されています。日本でも早くこのような研究が前進することを期待しています。

サウンドセラピー研究家のジョナサン・ゴールドマンの音の癒しに関する公式「振動プラス意思イコール癒し」（注３）も是非覚えておいてください。つまり、セラピストの意識が癒しの効果に非常に影響するのです。

では、どう意識したらいいのでしょう？　さまざまなヒーリング・セラピーの本で共通しているのは、「ベストを尽くして最善を祈る」ことです。〇〇病や辛い現状に焦点を当てるのではなく、その人の最善に焦点を当てるのです。ガンのイメージ療法「サイモントン療法」を研究された故サイモントン博士もそのような考え方を推奨しています。（注４）

最善が何なのか、私たち人間の知恵ではとても測りかねることもあります。「人間万事塞翁が馬」という中国の故事をご存知でしょうか？　私たちセラピストにできるのは、最高の技術を研鑽し、ベストな施術をして最善を祈ることなのです。

音叉セラピーはまず、患者第一主義で

プラセボ効果研究の第一人者であるハーバード大学医学部教授テッド・カプチャック博士は、過敏性

大腸炎の患者に対し非常に興味深い実験を行っています。患者を3つのグループに分け、それぞれ、対応する医療関係者が「とても親切に接した群」、「冷たく事務的に対応した群」、そして、「コントロール群」に分けました。そうすると実際に治療は行っていないにもかかわらず、親身になって接したグループは、非常に治癒率が高く、その後も発症が抑えられました。(注5)プラセボは日本語で「偽薬」と翻訳されてネガティブなイメージがありますが、接し方だけで相当な治癒効果があるとしたら、非常に重要な実験結果と言えるでしょう。医療者が親身になるだけで、効果が高まるのですから。

つまり、全てのセラピストや治療家は、自分のエゴや満足だけで施術すべきではないのです。祈りの気持ちを持って、親身に関わる必要があります。音叉は鳴らしているだけで、自分も嬉しく気持ち良くなります。セラピストも癒されるのは音叉セラピーが持つ素晴らしいメリットの一つです。しかし、音叉セラピストの中には、自分が気持ちいいからといって大音量を出したり、エゴを押し付ける人も少なからず存在します。そういう方は、セラピストではなく、「音叉演奏家」に近いと言えるでしょう。特に自分の体調が悪いセラピストは大音量を出し易い傾向があるようです。セラピーはまず〝患者第一主義〟であるべきです。どうぞ、それを心に刻んでください。

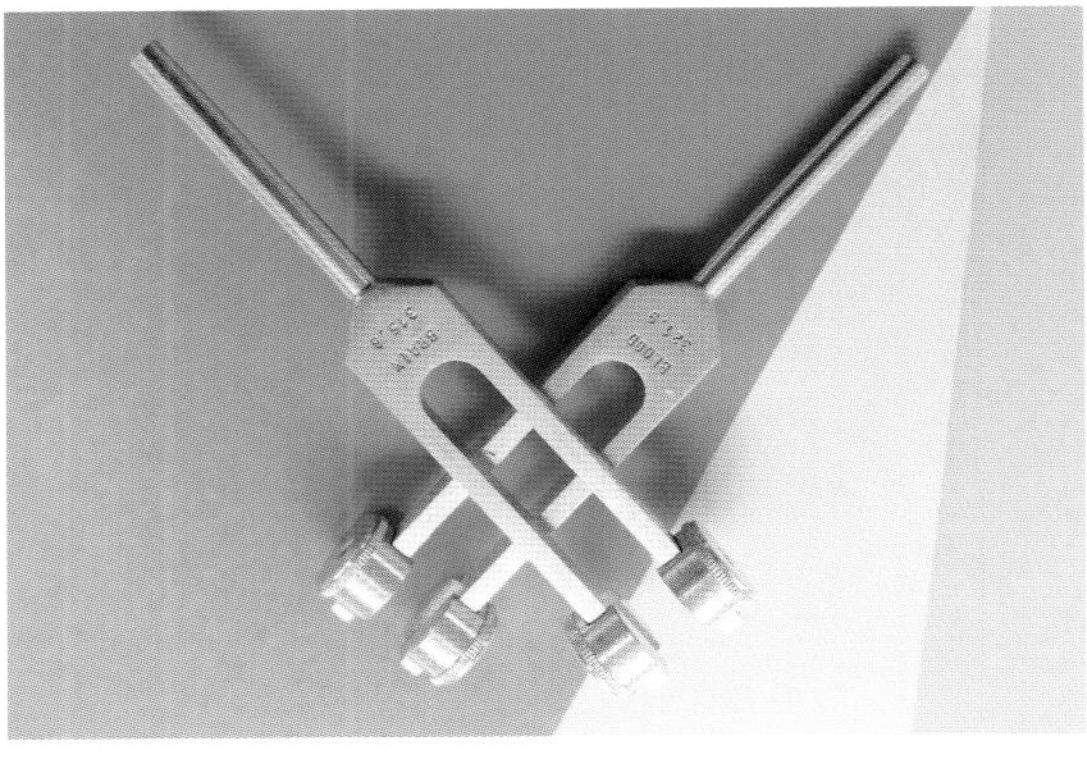

～施術のための3ステップ～

①患者を知る

米国音叉療法チューニングフォークセラピー®では注意すべき患者をリストアップしています。金属（インプラントやジョイントなど）やペースメーカーが体内に入っている人、そして妊婦などです。現在は医療技術の進歩により、インプラントやペースメーカーでも問題ないと考えられます。しかし、事前に施術に関してしっかり説明し、施術の同意をいただくことが重要です。

②事前問診

これには次の３つの意味があります。

（1）input＝患者の情報を得る

（2）output＝こちらのセラピーの説明

（3）rapport（ラポール）＝お互いの信頼を生み出し共感を築く

（1）では、患者の情報をきちんと把握してください。音叉セラピーとして特に重要なのは、既往歴、主訴、そしてストレスの原因です。さらに、敏感な方かどうかを見抜く必要もあります。もし、とても敏感な方でしたら、音叉と身体の距離を離すなどの工夫が必須です。
（2）も重要です。日本ではまだ音叉セラピーが十分浸透していないので、別のイメージでご来訪される患者もいます。ポイントは以下の点です。

1．音叉療法と音楽療法は違う。
音楽療法のようにメロディーの演奏を期待してくる患者もいます。音楽でなく振動で癒す静かな施術ということを事前にご説明し、納得していただくことが大切です。できれば事前に身体に振動を当てて感じてもらいましょう。

2．効果は人によって異なる。予想以外の症状が治ったり、メンタルや自己実現力が向上することも。
音叉セラピーは、不思議とその人にとって一番治すべき点がまず最初に治っていきます。それは主訴と異なるかもしれません。身体へのアプローチであってもメンタルも非常に癒されます。さらに、思わぬ素敵なことやラッキーなことが起こることも沢山見て来ました。固定していた意識が変わって「引き寄せの法則」のような不思議なことが起きることもいっぱいあります。

3．可動域を必ず確認する。
「何となく気持ちが良かった」で終わらないように、事前に可動域を必ず確認し、施術後も必ず確認する習慣をつけましょう。具体的な数値化も有効です。

4．施術後はふわふわすることもある。また、効果はタイムラグがあり、終わって時間が経つ方が整うことがある。

振動で活性化されて、身体が変化するまでに少し時差があることがあります。終わった後はボーっとしている方も多いので、ゆっくり起き上がっていただきましょう。帰路の車の運転にも気をつけるよう十分注意を。フェイシャルなどは翌日のほうが小顔になっていたりすることもあります。すぐ結果が出なくても、気が付いたら治っていたりすることもよくあるので、その点もお伝えしましょう。

5．終了後はミネラルウォーターなどを勧め、一日、できるだけ水分を補給してもらう。

エネルギーが安定するためには、水素が重要な役割を果たしていると言われます。全体的な代謝が改善されているので、効果を持続させるためにも水分を多く摂るようアドバイスしてください。余分な老廃物はどんどんデトックスして、すっきりと。

（3）のラポールは、既にお伝えしたとおりです。エネルギーが共鳴してお互いに信頼が増すことで、施術の効果も高まります。全く初めての場所で、何をされるか不安な患者の気持ちと緊張をほぐし、共鳴を高めることはとても重要です。

③アフターフォロー

施術後のフォローも大切です。音叉セラピーの効果は予想以上に長続きします。そして本人さえ想像もしなかった驚きの効果が生まれる可能性もあります。逆に、ちょっとだるくなったり、感覚が鋭くなったりして、不安を感じることもあります。でも、大丈夫とお伝えしましょう。セッション後、3日から7日後にぜひ一度、お礼も兼ねて連絡してみましょう。驚くべき変化や癒しが起きていることがあります。

予想以外の面白いことが沢山起きるのが音叉セラピーの特徴でもあります。大げさすぎると思われるかもしれませんが、共鳴の理論を考えれば納得できます。だからこそ、施術後に状況確認をかねてお礼のご連絡をしてみてください。あなたが施術した時には考えてもいなかった、きっとびっくりするような嬉しい声が返ってくるはずです。

＊重要＊

必ず知っておいて欲しいことがあります。それは、施術後、痛みが出てくるケースもあることです。これは2つのパターンが考えられます。1つは、実際に音量が大き過ぎて、過剰な強い刺激が聴覚に影響を与えた場合で、頭痛や耳鳴りが発生することがあります。これは明らかに施術時の音量と振動量の過多が原因です。

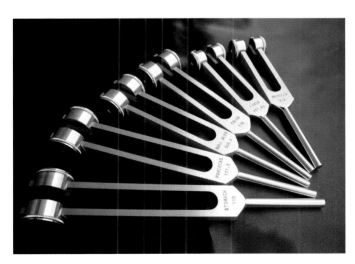

もう1つは、エネルギー療法やヒーリングなどで見られる「治るプロセス」で痛みが出てくることです。例えば複雑骨折や捻挫等は、治っているように見えても実際は完治していない場合がよくあります。それがエネルギーによって癒される時に反応が起き、不快感や違和感などとして現れるケースです。好転反応という言葉とは少し違いますが、似たものだと考えてください。慢性疾患にはあまりありませんが、外傷や急性の場合は考えられるので、それらを十分理解し、納得していただいてから施術を行うようにしてください。セラピストは治るプロセスと分かっていても、急に痛みが出たてきたら、患者は驚いて怖くなってしまうでしょう。そのようなことがないよう、音叉セラピーの奥の深さをしっかりと説明してください。お互いにとって素敵なエネルギー場を作り出すことが、なによりも大切なのです。

～さあ、実際に音叉を使ってみましょう～

具体的に音叉を癒しのツールとして使用する方法をご紹介します。

まずはセルフケアとして取り入れ、実感することからスタートしてみましょう。高度なテクニックは各スクールで正しく習得してください。

1. 直説法と間接法

音叉の使い方は大きく2つのパターンに分かれます。両パターンとも良く使いますので、場所と状況に応じて使い分けられるようにしましょう。

●間接法

身体に直接つけず、間接的にかざす方法です。一見、効果が弱いようにも思えますが、実は想像以上にパワフルに身体に影響します。直接法の前にも必ず間接法で振動を浴びせると、その後の効果が倍増します。

また、直接接触することのできない場合（例えば外傷、火傷、伝染性の疾病、湿疹や吹き出物、捻挫、眼球の上、とても体力が衰えている方等）に活用することができます。

●直接法

音叉の柄の先端部分を直接、身体に当てて使う方法です。具体的に振動が身体に伝わるので患者にも分かりやすく、凝

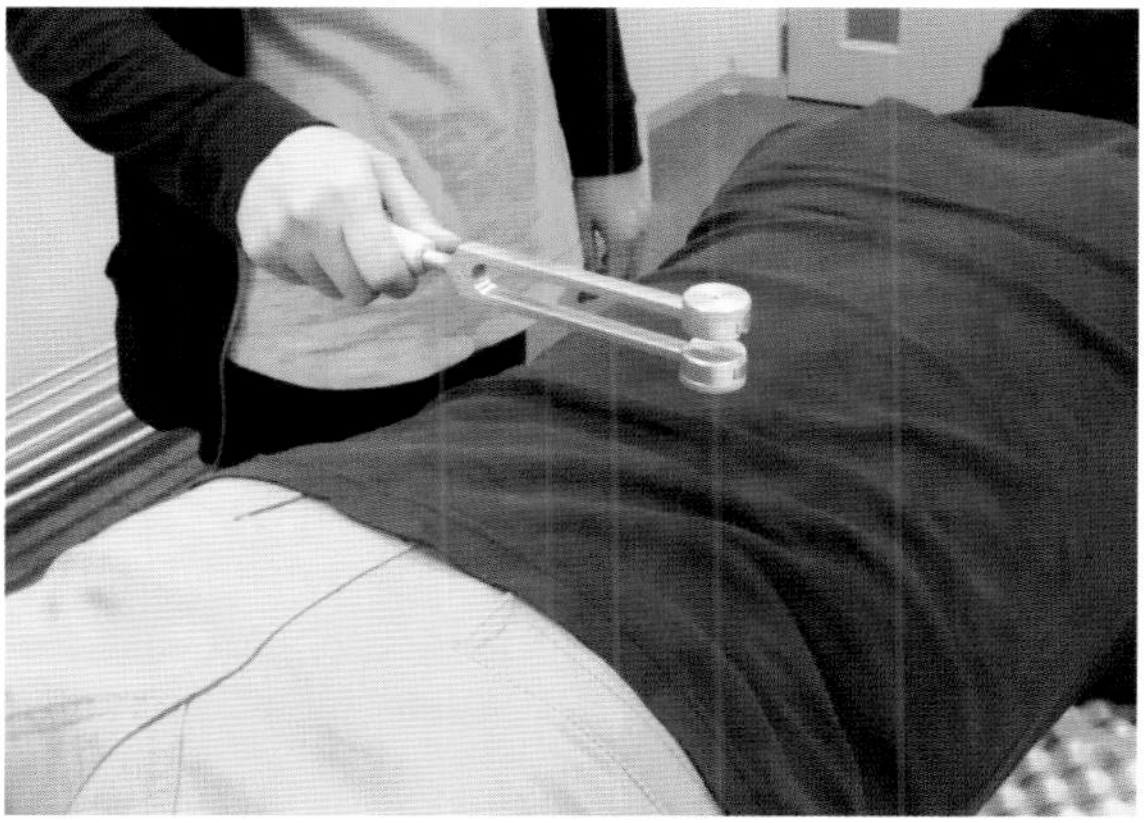

間接法

っている場所が特定できるとともに、ほぐれていく感じが患者ご自身で理解し納得していただけます。ツボ刺激・リフレクソロジー・マッサージ・リンパドレナージュ等の代わりに、多様な目的で使われます。

直説法を行う時には、圧力が重要です。あまり強すぎると振動の減衰が早くなってしまいます。また、骨折している部位、金属を入れている部位、外傷等には直接当てないようにします。

間接法、直説法のテクニックは周波数によって使い分けます。実際に自分で振動を感じてみて判断してほしいのですが、概して150Hz以下の周波数の場合は直接法を中心に、200Hzから500Hz程度の場合は両方の状況を見ながら、500Hz以上の場合は間接法を主に、と考えると理解しやすいでしょう。

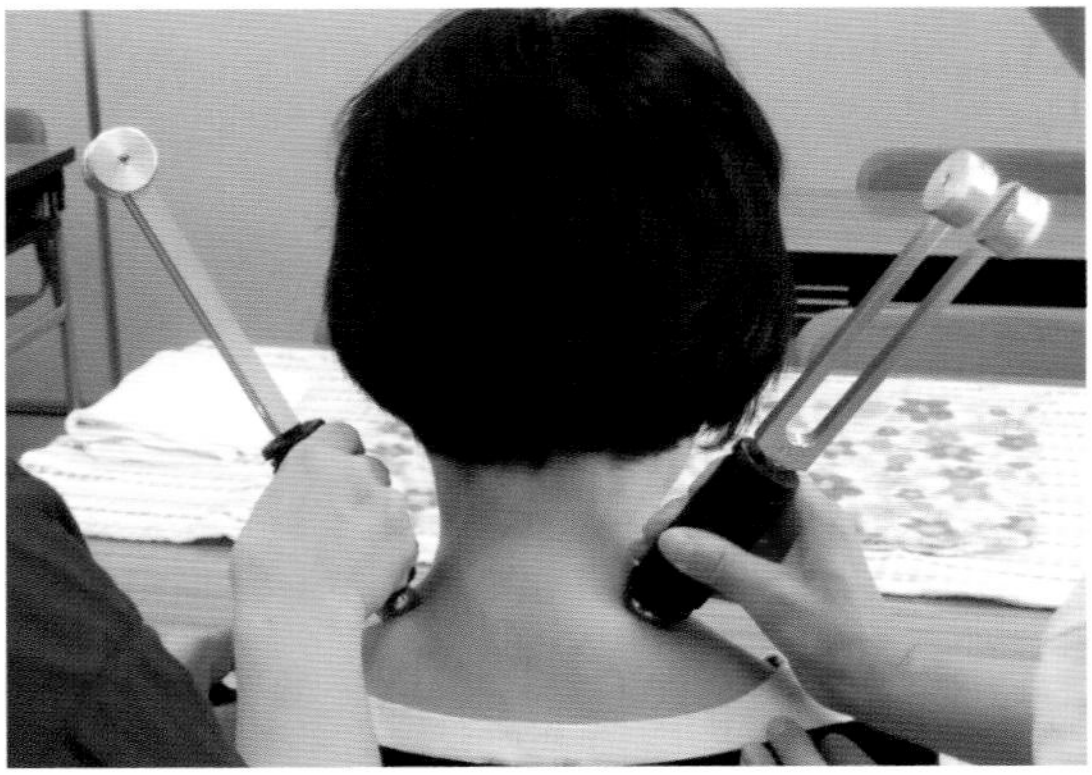

直接法

2. 何にアプローチするか?

第3章でご説明しましたが、音叉の種類は非常に沢山あります。ですから、ご自分で「何に、どのようなアプローチで、音叉セラピーを行いたいのか？」を明確化する必要があります。

ざっと考えるだけでも、「チャクラを整える」「ツボを刺激する」「経絡を整える」「コリをほぐす」「リンパや老廃物の代謝を良くする」「メンタルストレスを解消する」「自己実現力をつける」「頭をすっきりさせる」「地に足をつけてグラウンディングする」等々、多様なアプローチの手法があります。また、音叉セラピーを教えている団体ごとに見解とアプローチが異なっています。チャクラが好きな人はその専門の団体に、医療的に使いたい人はその専門の団体に学びに行けばいいのです。

大切なことは、自分勝手に施術しないことです。施術するあなたが気持ち良いと感じても、患者は不快に感じるかもしれません。振動の原理を理解していない音叉セラピストが大音量を出しすぎて、レンタルサロンでは音叉セラピーが騒音と思われ、出入り禁止になっている残念なケースも実際にあるほどです。

すべての学びは基本が重要です。天才ピカソでさえ基本デッサンを毎日欠かしませんでした。九九ができないのに微積分はできません。基礎固めは何よりも重要です。しっかりと音叉と振動を理解して、自分の身体で納得がいくまで練習してから他者に施術してください。そこが十分にできていれば、応用は自在となるでしょう。

この本は音叉セラピーに関わりたい方への準備段階としてご理解いただき、詳細な音叉セラピーのテクニックは各講座で実際に人間同士で練習し学んでください。例えばオンライン講座やＤＶＤは忙しい現代人には便利に見えるかもしれません。しかし、「生身の人間」を相手に練習しなくてはセラピー（療法）とは言えないでしょう。だって、いくらインターネットが発達し、情報が入手しやすくなったからといって、本を読んだだけではオリンピックの選手にはなれませんよね。ホリスティック・ナーシングの先駆者であり、看護師でヒーリング・タッチの創始者でもあるジャネット・メントゲン女史は「Do practice!（実践して）」が口癖でした。練習、実習、プラクティスが大切です!!

［音叉セラピーの練習方法］

とはいえ、もしすでに音叉が手元にあったら、実際にどう使うか悩むことでしょう。ここでは少しだけ練習方法をご説明します。色々な部位に当て、自分で十分に振動を味わって、「こういうときに、こうなるのか」「こうやって振動が響くのか」「手に響く感覚はこう変わるのか」など、実感として自身の感覚に落とし込んで身に付けてください。それが、音叉セラピーへの第一歩です。記録としてノートなどに書き込み、自分だけの「音叉セラピー練習ノート」を作製しましょう。後日、他者に施術する時に非常に役立ちます。

◆間接法の練習（どんな音叉でもOKです）

ポイント：音叉を鳴らし、一度耳で聞いてから、目的の部位にかざすと振動が分かりやすくなります。

実習1．かざす

音叉を鳴らします（鳴らし方は第4章参照）。音叉の先端の部分（開いている側）を以下の部分にかざします。それぞれどんな感じがするでしょうか？

・手の甲と手の掌

人間の振動感覚の受容器が沢山ある部位なので、誰でも振動を敏感に感じ取ることができます。まずはここから始めましょう。

指先から手首にかざした時と、その逆とでは感覚に差がありますか？

親指側から小指側、そして、その逆の感覚の違いも味わってください。体表から何センチ離した所からかざすのが一番心地良いでしょうか？

・丹田（おへそから3寸下）の部分

気の集中するところであり、第2チャクラでもあるので、

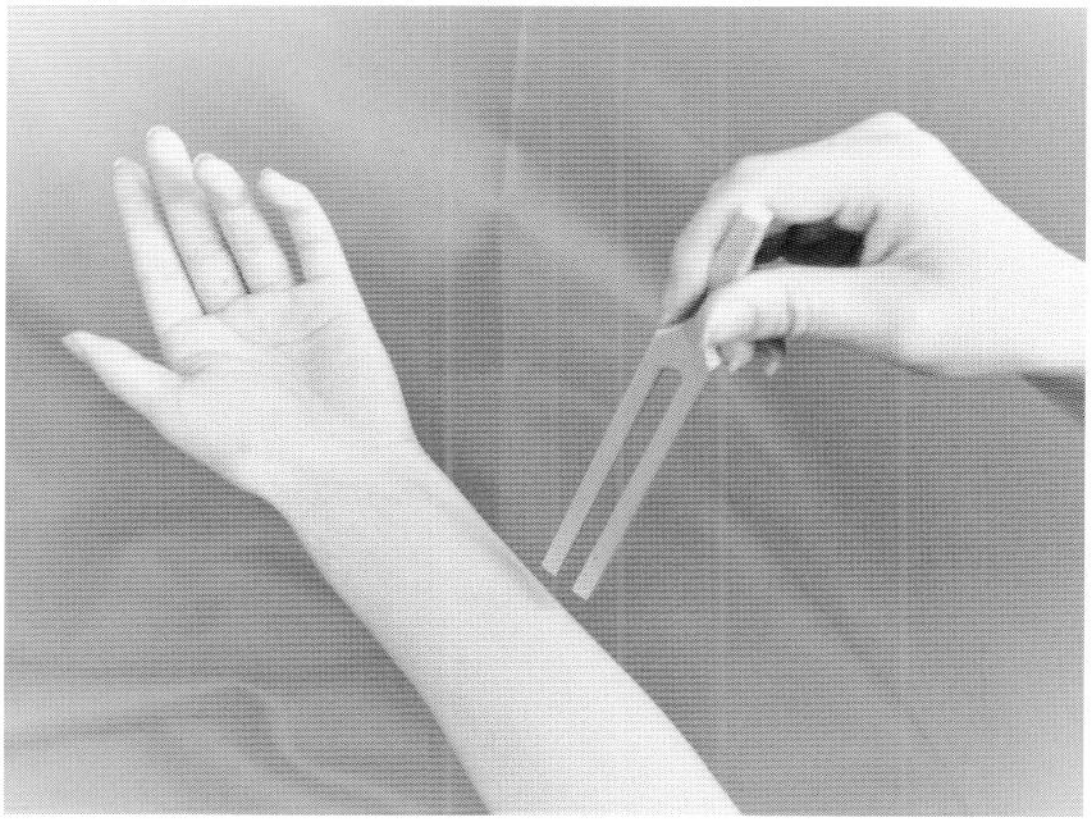

かざしてみる

全体の気の流れが良くなります。かざしているだけでも、お腹がグルグル鳴り始めたり、ポカポカと暖かくなるでしょう。

・胸の辺り

メンタルなストレスが溜まりやすい部位で、凹《へこ》んだり鬱々としている場合には、とても効果があります。東洋医学では気の滞りを改善するツボがあります。チャクラで言うと第４チャクラなのでＦの音が対応します。５２８音叉でも効果が期待できます。

・のど

パソコン作業や事務仕事で頚部には負担が非常にかかって首コリの人が大勢います。しかも、ストレスの多い環境であればエネルギーも滞ります。また、風邪気味で免疫機能が低下している時にもお勧めです。

・眼球（必ずかざすだけにしてください）

眼精疲労、白内障、ドライアイなどが辛い人は特にお勧めです。目がすっきり大きくなりたい人にもぜひ！

実習2．回転

先ほどの場所に右回り、左回りで回してみましょう。感じ方の違いはどうでしょう？　どちらの回転が心地良いでしょうか？　回転に関しては複数説があります。しかし、まずは実感として違いを体得してください。

◆直説法の練習（低め周波数の音叉を使います）

実習1．当てる

音叉を鳴らして以下の部分に当てて見ましょう。振動が十分に伝わるように、強く押しすぎないのがポイントです。

・手の指の爪の付け根

ツボがある場所に近く、また、関節に作用するので手の動きが楽になります。ぜひ高齢者や指が動かしにくい人にやってあげてください。

イラストに、手の甲および手首のツボの位置を簡単に描き込んでおります。この指先のツボは、東洋医学では「井《せい》穴《けっ》」と言われるグループで、エネルギーが出入りする特徴があり、血流や代謝改善などに効果的です。手首にも重要なツボがあります。パソコンなどで酷使している方はぜひ音叉を直接間接に当ててください。

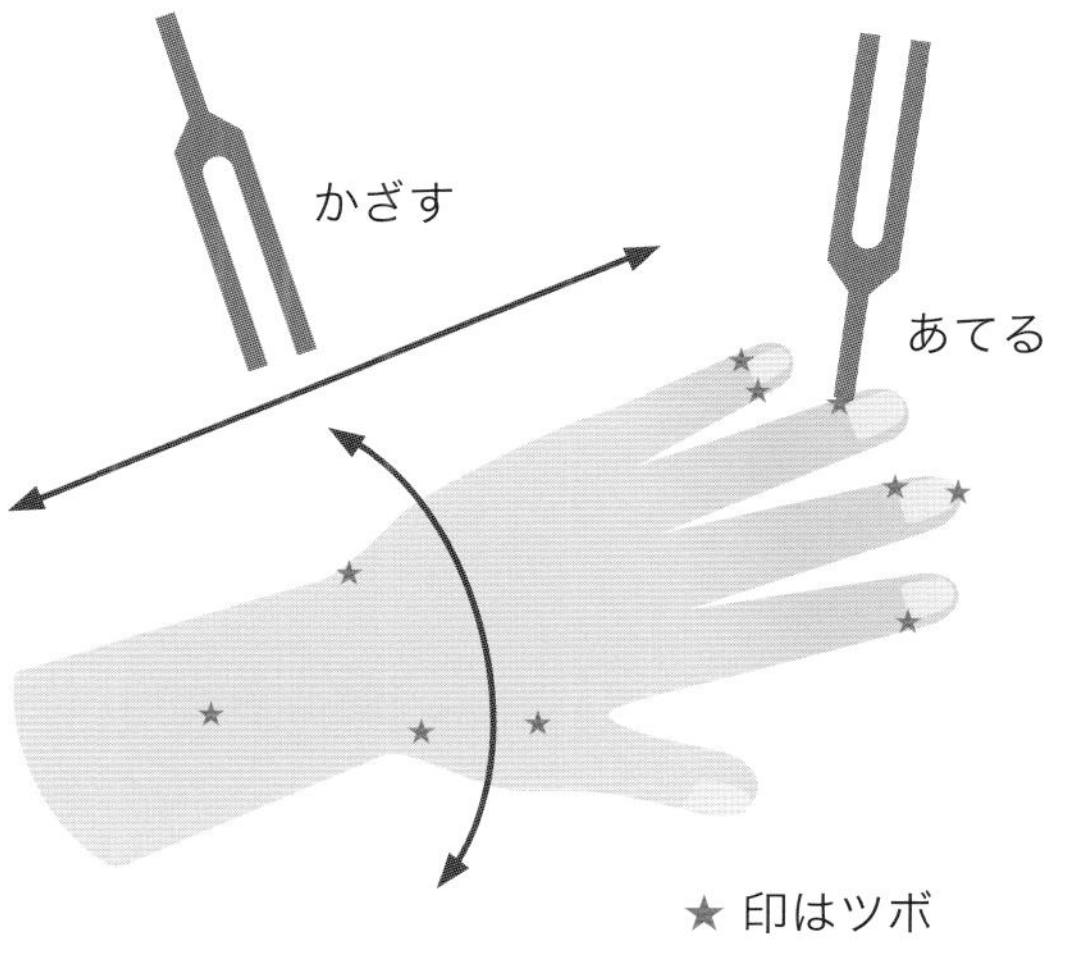

・足の裏
自分で気持ちが良いと思うところに当ててみましょう。湧泉というツボを刺激するのも非常に効果的。外反母趾がつらい場合もその部位に当てると痛みが和らぐことが多いようです。
・頭頂部
頭も意外と硬く血流が悪くなっています。頭頂部に音叉を当ててみましょう。振動がどの程度長続きするでしょうか？　頭部の他の部位でも試してみてください。「ここは気持ちが良い！」と感じる部分があるはずです。ただ、短時間で終わらせてください。必要以上の刺激は逆効果になります。
・肩と首
後頭部、肩の周り、首の付け根など、いろいろと当てて見ましょう。どの程度の圧力が一番振動が長続きして心地よいのかも実験してください。

音叉の素敵な検査機能　～振動を感じない部分はコリ強の場所～

振動を感じない部位を意識して、左右に当ててみて違いをしっかり感じてください。左右差がありますね？　振動を感じない側がよりコリが強いのです。この、「コリ方の違いを誰でも分かる」のが、直説法での音叉セラピーの最大のメリットです。それも、患者と施術者両方で違いを感じることができます。ほぐれていくのも双方で体感できます。

治療に最も適切なツボや部位を探したい鍼灸師、マッサージ師、整体師等の方々には非常に有効なツールになります。音叉はもともと医療用の検査器具でもあるのですから。

ここまで実際に自分でやってみたあなたは、きっと音叉の癒し効果を実感しているに違いありません。チャクラ、経絡、ツボ、関節、筋肉、全身・・・それぞれ感覚が違いますよね？　周波数でも違います。いずれにしても全身がほぐれてリラックスし、気持ちもすっきりしたのではないでしょうか？　ここまで準備できたら音叉セラピーの第一歩はＯＫです。少しずつ、あなたの周囲にいる人々に練習させてもらいましょう。そこから、次のステップ、他者への施術が始まります。

音叉セラピーは非常に高い効果期待できます。だからこそ責任もあります。それを十分に理解してください。振動の理論も、エネルギー療法の基礎も、癒しのハートも、しっかりと身に付けたら、もうあなたはあやしい「音叉演奏家」ではありません。音叉セラピーの扉は開かれたのです。

（注１）John Beaulieu　前出
（注２）ラリー・ドッシー「祈る心は、治る力」　大塚晃志郎訳　日本教文社　２００３
（注３）ジョナサン・ゴールドマン「奇跡を呼ぶ音のパワー」　宇佐和通訳　ＫＫベストセラーズ　２００９
（注４）カール・O・サイモントン、リード・ヘンソン「がん治癒への道」　堀義明、伊丹仁郎、田中彰訳　創元社　１９９４
（注５）Ted J Kaptchuk et al , Components of placebo effect:randomized controlled trial in patiens with irritable bowel syndrome BMJ 2008

音叉コラム⑥

こんなことも出来ます♪　音叉って面白い！

ここまで、音叉での「セラピー」の側面に焦点を当ててきました。

しかし、音叉は奥が深く、面白くてワクワク楽しいことも待っています。次のような不思議なことも出来るんです。ぜひ実験してみてください。

(1) 水の味を変える

まず、同じ水を入れたコップを2つ用意します。片方に音叉をかざします。使うのはどんな音叉でもＯＫ。かざし方も、かざす時間も適当に直感的にやってみてかまいません。

終わったら、まず、かざしていない水を一口飲み、次に音叉をかざした水を飲んでください。

どうですか？　何か違いを感じませんか？

もしあなたが複数の音叉を持っていて、Ｏリングや筋反射の方法を知っていたら、「今一番必要な音叉」を選んで、この実験を行ってください。

不思議ですね、なぜ味が変わるのでしょう？

この現象を説明するにはいろいろな説がありますが、水の分子の形状に変化が起きるという説が有名です。

アメリカのワシントン大学のGerald Pollack博士は、物理学でいう通常の物質の三態、つまり「気体」「液体」「固体」という状態を超えて、水には第４の様相があると述べています。この様相が情報の「input」と「output」に関連しているとの説です。

また、ＨＩＶウィルスを発見し、ノーベル医学生理学賞を受賞したフランスのLuc Montagnier博士も、水の情報装置としての役割を研究しています。

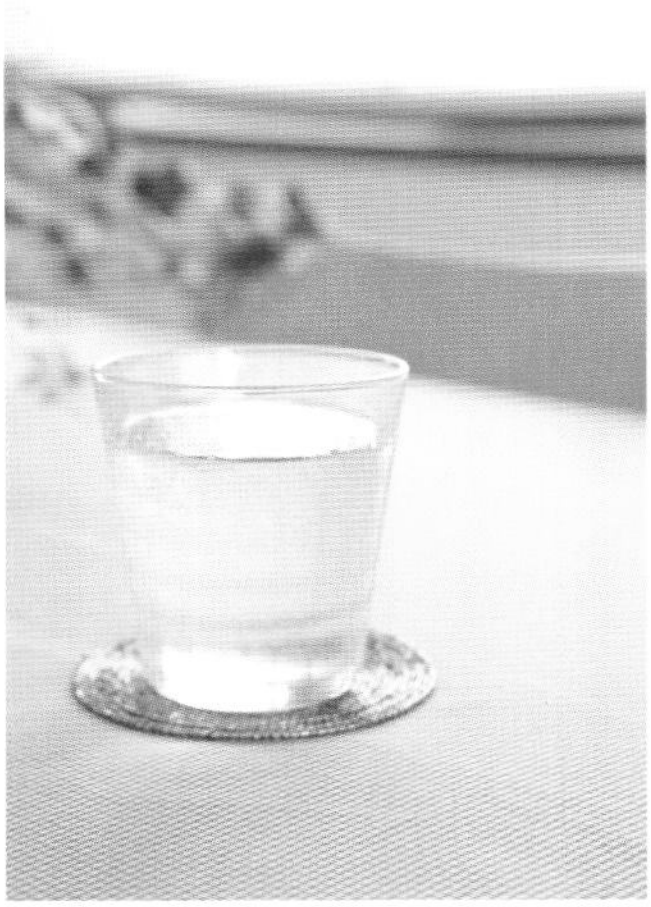

わずか数秒、音叉の振動を水にかざしてこんなに変化が生まれるということは・・・、人間の身体の約60％は水分。その人間が、１時間近く音叉セラピーの施術を受ければ大きな変化が期待出来るのは当然ですね。

同時に、だからこそ、他者に施術する時は、しっかりと責任持って行うことも大切なのです。

もちろん、水でなくても他の液体でも味が変わりますから、どんどん実験してみましょう。炭酸飲料、アルコール等はどうなるでしょう？　お酒は面白い変化が起きるので、個人的にはお勧めです。最近流行の甘酒も味がとても変わるようです。

（2）食べ物

食べ物に音叉をかざす実験はとても楽しくワクワクします。さまざまな食べ物に音叉をかざしてみてください。

お勧めは果物です。以前、糖度計でかざす前と後を測定したところ、糖度が大きく変化して（もちろん甘くなる方に変化しました）驚きました。

お料理作りにも、音叉は大活躍です。家族の健康のために、普段のお料理に、愛情プラス、音叉もプラス。味がどう変わるかを比較するために、必ず少し別に取り置きすることを忘れないでください。

以前、パン作りの教室を開いている生徒さんが、天然酵母に音叉の振動をかけたものとかけないものの2種類の手作りパンをお持ちくださいました。そのパンの香りとモチモチ感とした食感は全く違うものでした。しかも、何日間で腐るかを実験したところ、音叉の振動をかけたパンのほうが非常に長持ちして、カビもつきにくかったのです。

そして、面白いことに、合成添加物や化学調味料な

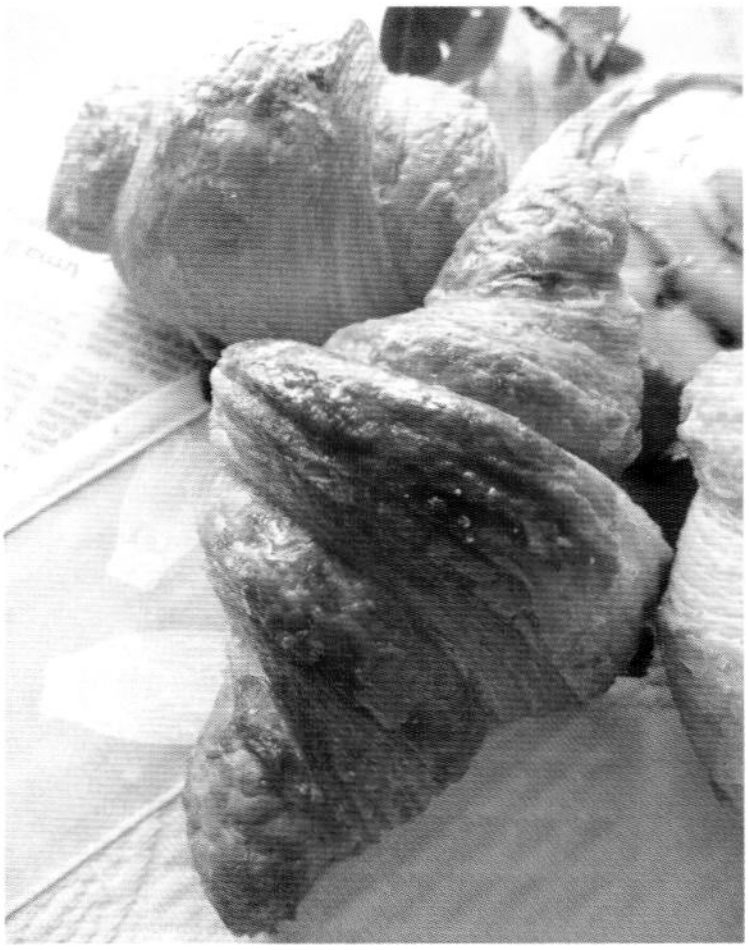

どが入った食べ物ほど変化が大きいのです。どうなるかは実際にやってみてのお楽しみ♪

いつか、いろいろな食べ物に音叉の振動をかけた音叉カフェ（あるいは音叉バー）を開店したら素敵だね、と、みんなで将来の夢を話し合っています。

（3）化粧水・乳液など

女性の方は、ぜひ化粧品やスキンケア用品にも音叉をかざして見てください。

何か肌への浸透が違う気がしませんか？　もちろん、ご自分のお肌に合うものを使っているのが大前提ですが。

応用編としてお風呂に入る前に音叉を鳴らして振動を入れるのもお勧めです。ただし、その時は音叉を水やお湯につけないように。そして、長時間温かい場所に置いておかないよう注意してください。


音叉でのフェイシャルもとても効果が期待できます。リフトアップ、小顔、シワのばし等々、とにかく即効性に驚くはずです。アメリカでは美容鍼から美容音叉に流れが移っているとも言われています。これから、確実に人気が出て広まることでしょう。しかも、顔を施術して、同時に全身&ストレスが癒されるセラピーって、そうそうありません。その時に、振動を入れた化粧水や美容液を使えば、さらにしっとり&すべすべ間違いなしです。

(4) 植物に

植物に元気がないと思ったら、音叉の振動をかざしてあげましょう。元気を取り戻すケースが多いようです。温度も、水分も、肥料も適切なのに、何故か元気がない・・・そんな時に特に変化が顕著です。植物は二酸化炭素を取り込み酸素を供給してくれます。つまり、悪い気を吸ってくれるのです。植物が元気でいてくれれば、当然その家に住んでいる人も気持ちよく暮らせます。環境は人間の健康に非常に重要です。

農作物生産者も、ぜひ音叉を使ってみてください。農薬や化学肥料は出来るだけ使いたくないですよね。しかも、音叉なら低コストです!

まだ実験していませんが、農業・漁業・畜産などの分野に非常に応用が利くのではないかと考えています。多量の

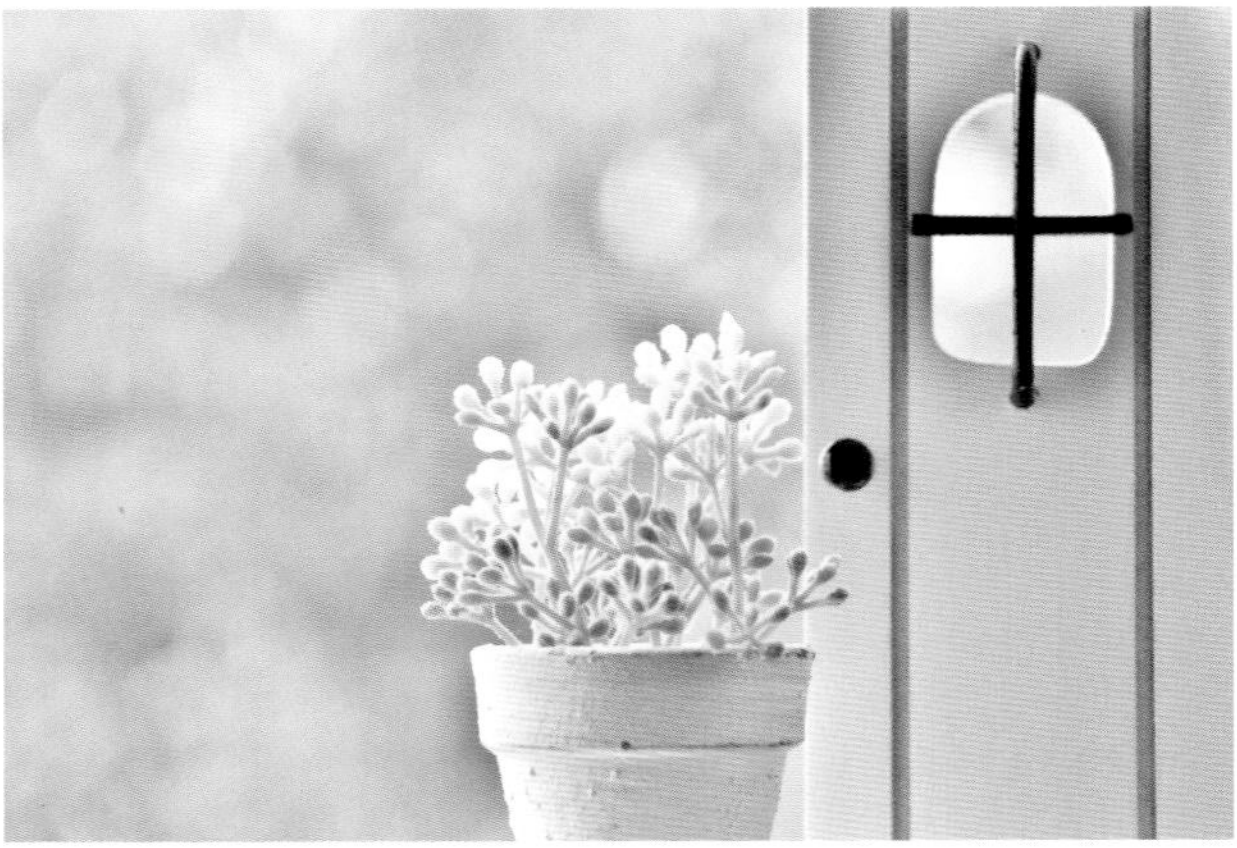

ホルモン剤を使ったり、抗生物質を使うよりも家畜には優しいはずですし、養殖の魚の健康保持にも使えるでしょう。以前、音叉をかざしてモッツァレラチーズを作った方がいましたが、とてもコクが深くて風味豊かなチーズになったそうです。

(5) 天然石の浄化に

クリスタルの浄化には4096Hzが有名です。身に付けた天然石のブレスなどは、必ず定期的に浄化が必要です。浄化の方法はいろいろとありますが、音叉は簡単にすぐ浄化できる便利なツールです。セージのように火を使用しないのでどこでもOKですし、短時間で変化が分かりやすいものです。音叉に水晶を当てて鳴らす人も多いですが、このとき音叉が削れないよう優しく柔らかに鳴らしてください。

以上、いろんな使い方をご紹介しましたが、とにかく音叉と仲良くなるのが大切です。使い方が分からないと言ってしまい込むのではなく、すぐ手が届くところに置いて、いろいろチャレンジしてください。

せっかく、あなたの手元に来たご縁のある音叉です。どうか大切にしてください。

おわりに

「これなんて読むんですか？」

名刺をお渡ししたり、荷物を発送する時、よく尋ねられます。

「おんさ、です」

その度に、まだまだ世間一般では浸透していないことを感じます。

それでも、米国音叉療法チューニングフォークセラピー®日本事務局を立ち上げた当初とは比べ物にならないほど、音叉セラピーの名前が普及してきました。情報量が膨大になり、瞬時に拡散することに驚くばかりです。音叉を購入できる通信販売先も非常に増え、動画でのアップも多数あります。

しかし、残念なことに、通信販売で音叉を入手し、アップされた動画を見ただけで施術を行ってしまう人も多数見られます。本来きちんと学ぶべき基礎部分がないまま、思い込み、もしくは直感だけで施術してしまう、〝偽音叉セラピスト〟は、非常に怖い存在でもあります。

音叉の振動は効果が高い分、より慎重に扱うべきです。他のサロンで音叉セラピーを受けたけど、うるさくて頭痛がひどい、というご相談も良くいただきます。「音叉セラピー？　あの大騒音のやつね」

と言われることもあります。あまりの騒音で、レンタルサロンが音叉セラピーをお断りにする場合もあります。そういうお話を聞くと本当に残念です。音叉セラピーは、とても静かで美しい響きのはず。それをもっとお伝えしたいと思いました。

また、波動や振動というとすぐあやしいイメージを持つ人がいます。なぜでしょう？　そのような思い込みを取り払うべく、科学的根拠も掲載しました。少し理論が多くなり、読みづらかったかもしれませんが、ご容赦いただければと思います。

海外では医療現場や治療家が、しっかりとしたホリスティック医療の一環として音叉セラピーを活用しています。東洋医学とも相性がいいので音叉のツボ押しも一般的です。日本でも今後、もっと鍼灸師やリハビリの現場、あるいは福祉介護などのアプローチ法として、音叉セラピーを積極的に活用して欲しいと切に願います。

整体、マッサージ、アロマ等のボディーワークにも、あるいはカウンセリング、ヒプノセラピーなどのメンタルケアにも、美顔やアンチエイジングなどの美容にも、音叉セラピーは組み合わせが可能で、しかも、双方の効果を倍増させます。

音叉セラピーに興味を持つ人が増え、正しい知識で効果をあげ、多くの方に美しい振動の癒しを届けて欲しいのです。たった一人でも波動が素敵に変われば、周りの波動が変わります。それに共鳴して社会の波動も良くなります。こうやってどんどん広がれば地球全体に素敵な共鳴が広がるでしょう。そのためにも正しい音叉セラピーの普及が重要です。音叉は小さなU字型の金属です。ちっぽけにみえるかもしれませんが、素晴らしいパワーを秘めています。音叉の周波数と共鳴によってこの世界を変えていくことこそ、当協会の最大のミッションであり、願いでもあります。

出版にあたり、ご協力いただきました皆様に心から御礼を申し上げます。今回快く取材に応じて下さり、貴重な経験と深い叡智をしっかりと伝えて下さった（株）ニチオンの本田相談役と青木さんには心から感謝の気持ちでいっぱいです。いつもしっかり事務担当して下さる山口由香里さん、私の背中を押して素敵な写真を撮影して下さった氏家好美さん、お洒落なイラストを描いて下さったさおりさん、今回モデルになって下さった彩さん、絢未さん、貴重な体験談を寄せて下さった東昌江さん、佐久間理江さん、野崎晴恵さん、鈴木まきこさん、さいとうあきこさん、松本みのりさん、新造弘子さん、太郎ちゃんとお母さん、こうご動物病院の向後先生、ブックコムの三浦さん、本当に有難うございました。そして笑顔あふれる受講生のみなさんにも感謝の気持ちで一杯です。最後になりますが、いつも勝手に飛び回っている私を快く応援し、ＩＴ技術でもサポートしてくれる夫には言葉では表せないほど感謝しています。

一般社団法人　日本音叉療法協会　代表理事　山本真澄

日本音叉療法協会　認定者一覧

（2019年11月現在）

セルフケアのためのホーム音叉マッサージ® 認定トレーナー

⇒ホーム音叉マッサージ基礎講座＆上級フェイシャル講座は直接下記宛にお申込下さい

都道府県	氏名	連絡先	開催講座	サロン名・URL
北海道	東昌江	日本音叉療法協会に直接	基礎上級	
北海道	ソレイユ	sunlightgarden@jcom.home.ne.jp	基礎上級	サンライトガーデン http://ameblo.jp/sunlightgarden/
北海道	まえやあきこ	kan4ya.akip49.115@gmail.com	基礎	まや音叉杏ゼロハートまるかん
北海道	山口純子	pirika1069@gmail.com	基礎上級	笑ISOLA http://isola88.jimdo.com/
北海道	磯川直子	milkymilky358@icloud.com	基礎	
岩手県	鈴木まきこ	purestyle27@gmail.com	基礎	ヒーリングサロンPure Style https://pure-style.jimdo.com/
茨城県	横山さおり	iroas@clear.ocn.ne.jp	基礎	音叉療法サロンUNCYU〜雲中〜
千葉県	Hitomi ory	touch.the.heartstrings@gmail.com	基礎上級	代替療法Home salon　touch the heartstorings https://touchtheheartstrings.amebaownd.com/
千葉県	大川未久瑚	otomama393@gmail.com	基礎	音叉セラピールームおとまま https://otomama.jimdofree.com/
埼玉県	四條瑠美	hokulani3@sj9.so-net.ne.jp	基礎上級	Felicia https://felicia20181113.wixsite.com/hokulani
栃木県	秋	loveskweek@gmail.com	基礎	あうわ http//onsaauwa.com
東京都	小鳥遊みさ	nekotensikapu@gmail.com	基礎	音のしずく
東京都	☆いぶき	blessingroom444@gmail.com	基礎	https://ameblo.jp/relifeup444
東京都	氏家好美	mujiie@wj8.so-net.ne.jp	基礎	音叉療法サロン「花咲く」

東京都	秋山徹	c08c10t03@yahoo.co.jp	基礎	音叉療法「海の音」調布サロン https://onsakaito.com/
神奈川	嶋村えり子	info@divine-lotus.jp	基礎上級	Divine Lotus https://divine-lotus.jp/
神奈川	野崎晴恵	red-eyes3837@docomo.ne.jp	基礎	リラックスプチサロン HAL
静岡県	Roco	info@salon-sincere.com	基礎	音叉セラピーSincere-シンシア http://www.salon-sincere.com/
奈良県	SHOKO	haluwa.3@gmail.com	基礎	セラピールームHalu和
熊本県	さいとうあきこ	onsa.kmt@gmail.com	基礎上級	アンジェリカ https://ameblo.jp/talk-ing/

黄金のフェイシャル音叉マッサージ® 認定プラクティショナー

都道府県	氏名	連絡先	サロン名・URL
山形県	KEIKO	okurasalonrinq@gmail.com	お蔵サロン鈴空 https://rinq.me/
埼玉県	四條瑠美	hokulani3@sj9.so-net.ne.jp	Felicia https://felicia20181113.wixsite.com/hokulani
神奈川県	杉浦幸子	sakiwai_ya@yahoo.co.jp	さきわいや https://sakiwaiya.jimdo.com
神奈川県	嶋村えりこ	divinelotus444@gmail.com	Divine Lotus https://divine-lotus.jp/
大阪府	中島宏美	hiromi_n@mx2.canvas.ne.jp	中島鍼灸整骨院 https://nakajima-shinkyuseikotsuin.jimdo.com/
山口県	Rei	onsaroom.r@gmail.com	onsa room http://ameblo.jp/onsaroom-r/

⇒当協会では他にも各種認定プラクティショナーが活躍しています

ペットの音叉セラピー施術を受け付けている動物病院・治療院

・日本音叉療法協会　付属施療サロン　東京都世田谷区

・こうご動物病院　東京都多摩市　http://www.kougo-ah.com　tel 042-400-7212

日本音叉療法協会開催講座のご案内

一般社団法人　日本音叉療法協会では次のような5つの柱で講座を展開しております。
ご興味のある講座があればぜひお問い合わせください。

(1) ホリスティック医学の一環としての音叉療法

《中国伝統医学のエッセンスとともに》

・経穴経絡音叉セラピー講座（鍼灸師対象）
・漢方薬「薬だま」音叉セラピー

《インド医学アーユルベーダの叡智を生かす》

・音叉ヨガ
・チャクラバランス調整（TFTレベル1に委託）

(2) プロの音叉セラピスト育成

・総合音叉マッサージ® セラピスト育成講座
・必修講座（コリほぐし・リンパケア）
・専門講座（クイック美顔、腸活、ヘッド、簡単ツボ押し、など）

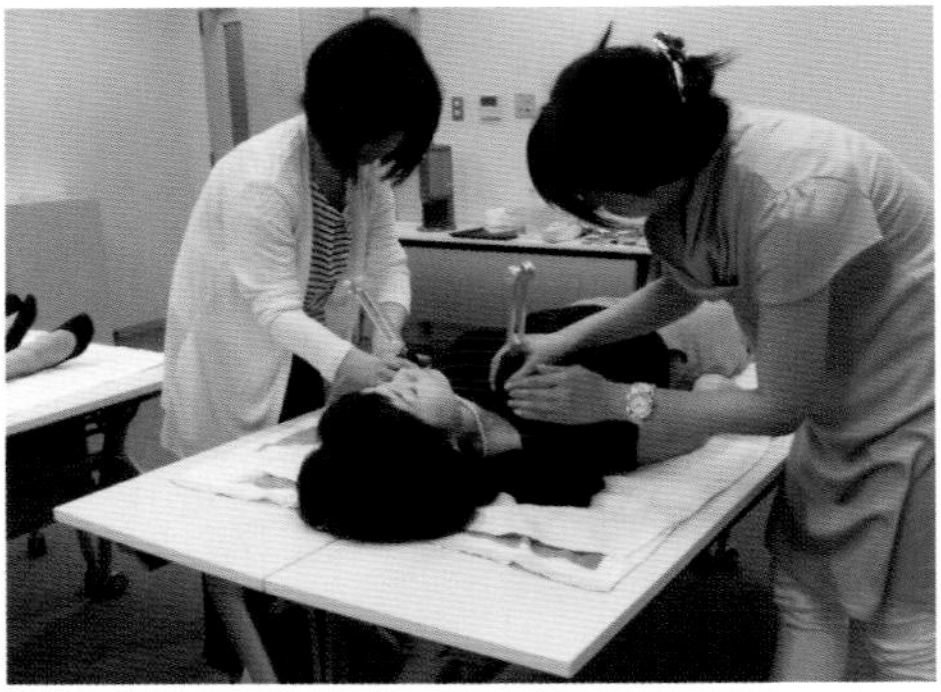

（3）全身に振動がいきわたる24金の輝きで究極の美容音叉

・黄金のフェイシャル音叉マッサージ®セラピスト育成講座

（4）日本の荘厳な伝統の響きと美しい音色の癒し

・雅楽音叉セラピー®講座

（5）一家に1本　音叉の癒しでセルフケア

・ホーム音叉マッサージ®基礎講座

・ホーム音叉マッサージ®上級フェイシャル講座

・ホーム音叉マッサージ®基礎トレーナー育成講座

※この他、単発イベントとして、音叉の癒し入門セミナー、体験施術、音叉の鳴らし方初心者教室、ペットと飼い主の音叉セラピー癒し体験、各種ボランティアなども開催しております。

一般社団法人　日本音叉療法協会　http://japan-onsa.org/

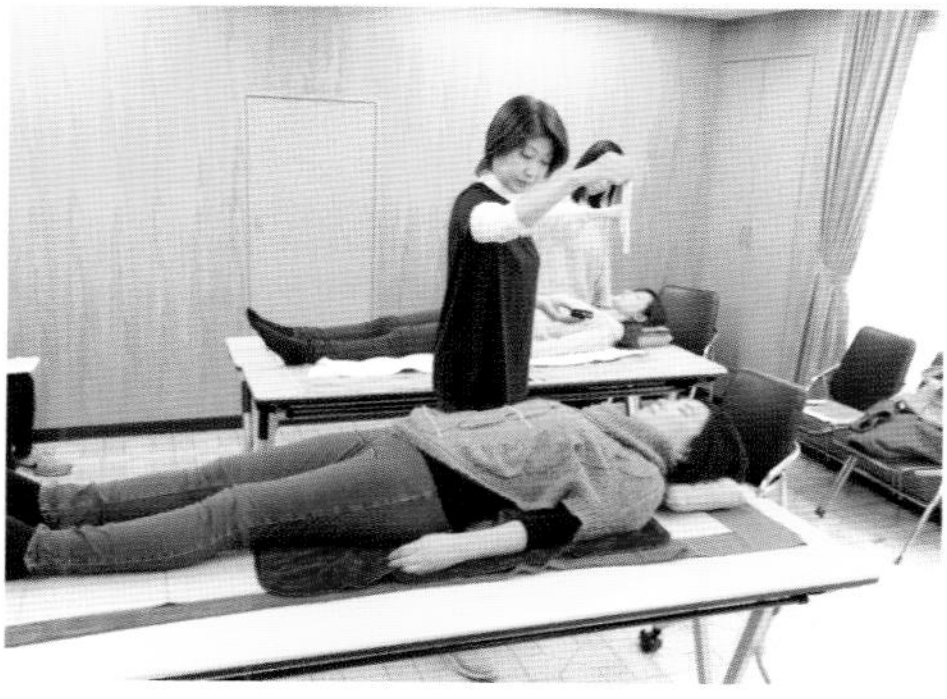

音叉セラピーの世界へようこそ

音叉・振動・エネルギーの癒しに興味を持ったら最初に読む本

2020年2月4日　初版発行

著　者　一般社団法人 日本音叉療法協会

発行者　三浦　均

発行所　株式会社 ブックコム

〒160-0022 東京都新宿区新宿1-30-16 ルネ新宿御苑タワー1002

TEL.03-5919-3888(代) FAX.03-5919-3877

落丁・乱丁本は、お取り替えいたします。　Printed in Japan

ISBN978-4-910118-00-0 C0077